DU CHLORAL

ÉTUDES CLINIQUES ET EXPÉRIMENTALES,

RECHERCHES DE SES ANTIDOTES.

Imp. JEVAIN & BOURGEON, rue Mercière, 92, Lyon.

DU CHLORAL

ÉTUDES CLINIQUES ET EXPÉRIMENTALES, RECHERCHES DE SES ANTIDOTES.

PAR

M. le Dr M.-A. HORAND,
Chirurgien en chef désigné de l'Antiquaille de Lyon.

M. F. PEUCH,
Chef de service de Clinique à l'École vétérinaire de Lyon.

Mémoire couronné par la *Société nationale de Médecine de Lyon*
(Séance publique du 26 février 1872.)

Οχου παραφροσύνην ὕπνος παύει, ἀγαθόν.
HIPPOCRATE.

Quand le sommeil fait cesser le délire, c'est un bon signe.
E. LITTRÉ.

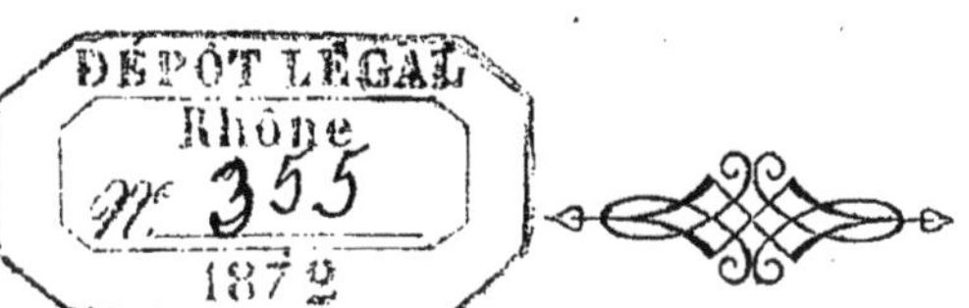

PARIS
G. MASSON, LIBRAIRE-ÉDITEUR,
Place de l'École de Médecine, 17.

1872

PRÉFACE

Au nombre des médicaments dont la thérapeutique s'est enrichie dans ces dernières années, il en est un qui, dès son apparition, a vivement attiré l'attention des médecins : nous voulons parler du chloral. — Les effets de ce médicament ont été l'objet de nombreuses recherches dont les résultats ont varié beaucoup. — Il nous a paru qu'il ne serait pas sans intérêt de soumettre ce nouveau remède à l'expérimentation, et, depuis l'année 1869, nous avons institué une série de recherches ayant pour objet de déterminer avec précision, les propriétés physiologiques et thérapeutiques du chloral. — Sur ces entrefaites, la Société de médecine de Lyon ayant mis au concours en 1870, une question ainsi formulée : *Du Chloral, études cliniques et expérimentales ; recherches de ses antidotes*, nous nous sommes mis à l'œuvre avec une nouvelle ardeur. — Nos travaux, interrompus forcément pendant une partie de l'année 1870, ont été repris en 1871, et, le 14 août dernier, nous avons déposé entre les mains de l'honorable secrétaire général de la Société nationale de médecine de Lyon, M. Diday, notre Mémoire, en réponse à la question mise au concours.

— Ce Mémoire a été l'objet d'un rapport de M. le Dr Desgranges, ex-chirurgien en chef de l'Hôtel-Dieu de Lyon, lu en séance publique et solennelle, le 26 février dernier et il a été jugé digne du prix proposé par la Société nationale de médecine de Lyon. — Pour ce motif et par suite de l'importance que le chloral présente en médecine, nous avons pensé qu'il y avait lieu de livrer notre modeste travail à la publicité.

Lyon, juin 1872.

DU CHLORAL

Au mois de juin 1869, M. O. Liebreich, assesseur du laboratoire de chimie de l'Université de Berlin et M. Bardeleben, présentaient à la Société de médecine de cette ville un composé organique auquel ils avaient reconnu la propriété de provoquer le sommeil chez les animaux et de les rendre insensibles. — Ce composé n'est autre que l'*hydrate de chloral.*

Or, depuis 1832, on savait par les recherches de Liebig sur les produits résultant de l'action du chlore sur l'alcool, que l'hydrate de chloral, mis en présence des alcalis, subissait un dédoublement d'où résultait la formation d'un liquide oléagineux que Liebig croyait formé *seulement* de chlore et de carbone, et un acide organique, c'est-à-dire l'acide formique. Mais les recherches de M. Dumas, faites deux ans plus tard, ont démontré que, dans la réaction des alcalis sur l'hydrate de chloral, ce n'est point du *chlorure de carbone*, mais bien du *chloroforme* $C^2 H Cl^3$, qui prend naissance. — Les recherches de Liebig, à ce sujet, étaient donc entachées d'erreur.

L'équation suivante rend compte de la réaction dont il s'agit :

$$\underbrace{C^4HCl^5O^2,2HO}_{\text{Hydrate de chloral.}} + \underbrace{KO,HO}_{\text{Potasse hydratée.}} = \underbrace{C^2HCl^5}_{\text{Chloroforme.}} + \underbrace{KO,C^2HO^3}_{\text{Formiate potassique.}} + \underbrace{2HO}_{\text{Eau.}}$$

C'est en se fondant sur cette réaction que M. Liebreich a pensé que l'hydrate de chloral devrait se comporter dans l'économie, en présence des alcalis du sang, comme il se comporte dans nos laboratoires, en présence des alcalis libres; en d'autres termes, il a eu l'idée que si on administrait l'hydrate de chloral par le tube digestif, ce composé, après son absorption, pourrait donner naissance à du chloroforme, lequel, développant ses propriétés bien connues, produirait l'anesthésie, comme il la détermine par inhalation.

Ce dédoublement moléculaire du chloral dans l'économie a été contesté ; les opinions les plus diverses ont été émises, ce qui nous paraît devoir être attribué à la nature ou mieux au degré de pureté du chloral employé. — Nous avons donc pensé qu'il y avait lieu tout d'abord de faire connaître le mode de préparation du chloral et les caractères chimiques de ce composé.

PREMIÈRE PARTIE

PRÉPARATION ; PROPRIÉTÉS PHYSIQUES ET CHIMIQUES DU CHLORAL.

Quand on fait réagir du chlore sur de l'alcool, on obtient une série de produits suivant le degré d'hydratation de l'alcool. — Ces divers produits, entrevus par Dobereiner, Morin, Pfaff, ont été étudiés ensuite par J. Liebig, Dumas, Regnault, Gerhardt.

C'est Liebig qui, le premier, en 1832, donna le nom de *chloral* à un composé qu'il croyait formé seulement de *chlore*, de *carbone* et d'*oxygène*. — Deux ans après, en 1834, M. Dumas démontrait par une série d'expériences des plus concluantes, que le chloral renferme de l'*hydrogène* et lui assignait, après de nombreuses analyses, sa véritable formule qui est : $C^4\,H\,Cl^3\,O^2$. Des recherches ultérieures, faites par un grand nombre de chimistes des plus distingués, ont confirmé de tous points les recherches de M. Dumas sur ce sujet.

Pour obtenir ce composé, on a mis en usage plusieurs procédés.

Liebig, mettant à profit l'idée de Gay-Lussac, d'employer des tubes à grande capacité pour l'absorption des gaz, s'est servi d'un tube ayant un diamètre de 34 millimètres, d'une capacité de trois quarts de litre environ qu'on remplit à moitié d'alcool absolu, dans lequel on fait passer un courant de chlore sec, en ayant soin de refroidir constamment le tube, surtout au commencement de l'opération, car l'action du chlore sur l'alcool est très-vive. — Par ce procédé on obtient que de petites quantités de chloral; la décomposition de l'alcool s'effectue avec une extrême lenteur, puisqu'il ne faut pas moins de treize jours pour transformer 256 grammes d'alcool en chloral. En outre, M. Dumas a démontré que le chloral obtenu ainsi est impur, même après les lavages à l'acide sulfurique concentré et la distillation sur de la baryte ou de la chaux caustiques, recommandés par Liebig.

Pour ces motifs, M. Dumas a proposé le procédé suivant :

On fait arriver du chlore gazeux dans un appareil de Woolf dont le premier flacon est vide; là, le gaz se refroidit tout en déposant une partie de son humidité. Il passe ensuite dans un second flacon qui renferme du chlorure de calcium desséché; puis, dans un troisième flacon vide et sec, destiné à recevoir l'alcool, s'il survenait une absorption pendant la durée de l'expérience. Le chlore arrive enfin dans un ballon qui contient l'alcool, et se dégage au fond de celui-ci. — Le ballon porte un tube qui dirige les vapeurs d'acide hydro-chlorique dans une bonne cheminée. — On excite vivement le courant de chlore qui d'abord est totalement converti en acide hydro-chlorique ; dès que la conversion se ralentit, l'alcool se colore en jaune ; alors on chauffe le ballon, et bientôt la couleur disparaît. A partir de ce moment, il faut tenir l'alcool tiède, et élever de plus en plus la température, tout en faisant passer rapidement du chlore jusqu'à ce que le liquide presque bouillant n'agisse plus sur le chlore qui le traverse. — En douze heures, on peut convertir en chloral deux cents grammes d'alcool. — La liqueur qui reste dans le ballon est mêlée avec deux ou trois fois son volume d'acide sulfurique concentré. — Le mélange, introduit dans une cornue, est immédiatement soumis à une distillation ménagée. — Dès la première impression du feu, le chloral se rassemble à la surface de l'acide sous la forme d'une huile limpide et très-fluide qui se volatilise rapidement. Un peu avant que la couche huileuse ait disparu entièrement, on arrête l'opération. Le produit volatil obtenu est mis dans un ballon avec un thermomètre, on le fait bouillir jusqu'à ce que son point d'ébullition s'élève à 94° ou 95°. Il est d'abord plus bas, mais bientôt il arrive à ce terme et s'y fixe. La liqueur restante doit être redistillée avec de l'acide sulfurique concentré, puis soumise de nouveau à l'ébullition. Enfin, on introduit le produit dans une cornue où on a mis un peu de chaux caustique ; on distille au bain d'eau saturée de sel marin, et l'on obtient le *chloral pur* et anhydre. Pour le tranformer en *hydrate de chloral*, il suffit de le mêler avec son volume d'eau distillée. La liqueur ainsi obtenue, évaporée dans le vide ou même à l'air, fournit de beaux cristaux de *chloral hydraté* (1).

Tel est le procédé de M. Dumas, et si nous l'avons décrit avec détails, bien qu'au premier abord cela paraisse quelque peu étranger à notre sujet, c'est qu'il nous a paru qu'il n'était pas sans intérêt pour les médecins de connaître la préparation d'un composé aussi important que celui dont nous nous occupons.

D'autres modes de préparation ont été préconisés. Ainsi M. Roussin a imaginé un procédé à l'aide duquel on obtient d'emblée l'hydrate de chloral qu'on purifie par une pression énergique terminée par une distillation; mais M. Personne n'a pas tardé à démontrer que par le procédé Roussin on obtenait de *l'alcoolate de chloral* et non pas de l'*hydrate* de chloral, comme le pensait M. Roussin, et que le seul procédé qui permette d'obtenir du chloral dans un état de pureté convenable et en quantité suffisante, est encore le procédé de M. Dumas que nous avons rapporté. Toutefois, la Société de pharmacie de Paris, désirant être éclairée sur ce point, a nommé une commission composée de MM. Roucher, Lebaigue et Jungfleisch, qui, après s'être livrés à de nombreuses expériences, ont reconnu que le procédé de M. Roussin donnait de l'*alcoolate de chloral*, composé très-différent par ses propriétés, notamment sa densité et son point d'ébullition de l'*hydrate de chloral*, et que le procédé Dumas devait avoir la préférence. — Aussi l'hydrate de chloral, vendu en France et en Allemagne, sous le cachet et la garantie

(1) *Annales de physique et de chimie*, 1834, p. 125 et suiv., et *Traité de chimie appliquée*, par M. Dumas, 1835, p. 602.

de M. O. Liebreich, est-il préparé par ce procédé, *et sa pureté ne laisse rien à désirer pour les besoins de la médecine.* Ajoutons que MM. Müller et Paul, à Vienne, Thomsen, à Berlin, qui se sont servis du procédé Roussin, n'ont pas obtenu du chloral pur, tandis que MM. A. Martius et Mendelssohn-Bartholdy, qui emploient le procédé Dumas, préparent du chloral sensiblement pur. — Mentionnons enfin, pour être complet, le procédé Staédeler, fondé sur la réaction des éléments du glucose, du peroxyde de manganèse et de l'acide chlorhydrique, procédé qui ne donne que du chloral très-impur.

L'hydrate de chloral dont nous nous sommes servis pour nos recherches provenait de Berlin, les flacons qui le contenaient portaient l'étiquette O. Liebreich; néanmoins, avant de l'employer, nous l'avons examiné soigneusement sous le rapport de ses propriétés physiques et chimiques. Voici les résultats de notre examen :

Le produit est sous forme de masses blanches, cristallines, d'aspect saccharoïde, ce qui est dû à l'enchevêtrement des cristaux. Ceux-ci, examinés à la loupe, ont une forme rhomboïdale. — Ce composé est friable, son odeur pénétrante rappelle celle du chloral anhydre, sa saveur présente une âcreté prononcée. Il est rude au toucher, mais frotté dans les doigts, il se dissout dans l'humidité exhalée par la peau, et donne la sensation d'un corps gras liquide. L'hydrate de chloral examiné, attire l'humidité atmosphérique; il se dissout dans l'eau comme du sucre en formant des stries qui gagnent le fond du vase, et la solution rougit manifestement le papier bleu de tournesol. Son point de fusion est vers 46 à 47°; son point d'ébullition à 97°; sa distillation a lieu sans résidu. — Il ne s'altère pas à la lumière.

Chauffé dans une cornue avec de l'acide sulfurique concentré, notre produit laissait passer à la distillation du chloral anhydre aisément reconnaissable. — Traité après dissolution préalable, par le nitrate d'argent, il donnait un léger précipité qui, selon nous, ne doit pas être attribué à l'acide chlorhydrique libre, mais bien à l'hydrate de chloral lui-même.

Pour nous assurer de la pureté de notre produit, nous avons fait les recherches suivantes :

10 grammes d'hydrate de chloral ont été placés dans une cornue, disposée dans un bain-marie; on y a ajouté 10 grammes de potasse caustique et 100 grammes d'eau distillée. Puis, l'eau du bain-marie a été portée à l'ébullition, et les produits ont été recueillis dans un ballon à deux tubulures, convenablement refroidi, et annexé à la cornue au moyen d'une allonge. Peu à peu il s'est formé deux couches dans le récipient : une inférieure, constituée par du chloroforme, une supérieure, légère, qui a été décantée avec soin, puis distillée à feu nu en refroidissant constamment le récipient. On a recueilli ainsi un peu plus du tiers du liquide. Le produit de cette distillation, étudié et pesé avec un alcoomètre, avait une densité sensiblement supérieure à celle de l'eau; il renfermait encore des traces de chloroforme. On l'a soumis à une deuxième distillation sur un peu de potasse, et, cette fois, le produit obtenu marquait 0° à l'alcoomètre. — Ces recherches démontrent que l'hydrate de chloral analysé ne donne par l'action de la potasse aucune trace d'alcool, contrairement à ce qui arriverait si on employait l'*alcoolate de chloral*, ou tout au moins un *hydrate* de chloral mélangé d'*alcoolate*.

La pureté de l'hydrate de chloral étant une fois reconnue, nous avons institué plusieurs séries d'expériences pour étudier les effets physiologiques de ce composé, reconnaître son mode d'action sur l'économie, déterminer ses propriétés et sa valeur thérapeutiques.

Nous ferons remarquer au préalable que dans les diverses parties de notre Mémoire, nous avons employé indistinctement les expressions d'*hydrate de chloral* et de *chloral*, pour désigner le *chloral hydraté* ou *hydrate de chloral* proprement dit, dont nous nous sommes servis exclusivement pour nos recherches.

DEUXIÈME PARTIE

EFFETS PHYSIOLOGIQUES

§ I. — Expériences faites par divers auteurs.

Parmi les médecins qui se sont occupés de l'action physiologique du chloral, nous devons citer tout d'abord M. O. Liebreich. — Cet auteur a fait plusieurs expériences sur des grenouilles et des lapins, desquelles il résulte que l'hydrate de chloral injecté dans le dos d'une grenouille, à la dose de 0 gr. 025, produit après quatre minutes une période d'hypnotisme qui dure plus d'une demi-heure, puis survient l'anesthésie qui se prolonge pendant trois heures et demie. Une dose double détermine un état anesthésique qui dure vingt heures. De plus, il ressort des expériences auxquelles M. O. Liebreich s'est livré sur les grenouilles, que l'hydrate de chloral ne détermine son action sur le cœur « que lorsqu'elle s'est déjà exercée « sur le cerveau et la moëlle épinière, et quand finale-

« ment le cœur est atteint, ce sont également les gan-
« glions qui sont frappés. Une action du nerf vague
« n'est pas probable, puisque le cœur, coupé, cesse
« de battre. On ne peut pas admettre davantage qu'il
« y ait action directe sur la musculature du cœur, car,
« lorsque par une section on délivre le ventricule de
« l'influence des cellules ganglionnaires et qu'on vient
« ensuite à l'irriter, il manifeste une contraction abso-
« lument comme dans l'état normal du cœur. Le chlo-
« ral agit d'une manière analogue sur les lapins (1). »

Quelque temps après, au mois d'août 1869, à Londres, une commission composée de chimistes, de physiciens, de naturalistes, de physiologistes et de médecins, ayant à leur tête M. Richardson, s'est livrée à une série d'expériences sur les animaux, instituées et suivies avec le plus grand soin, dans le but de démontrer les propriétés hypnotiques et anesthésiques du chloral et de les étudier comparativement à celles du chlorure de méthylène et du chloroforme. Il est résulté de ces expériences que l'hydrate de chloral ne vaut pas le chloroforme comme agent anesthésique ; il a pour effet de produire un abaissement considérable de la température animale et une diminution très-grande des mouvements de la respiration. Chez un pigeon et un lapin cette diminution a été de la moitié du nombre normal des mouvements respiratoires.

Le 6 septembre suivant, M. Demarquay a présenté à l'Académie des Sciences de Paris, une note résumant des expériences faites sur des lapins, auxquels on avait injecté dans le tissu cellulaire depuis 0 gr. 20 jusqu'à 2 gr. d'hydrate de chloral sans qu'aucun d'eux

(1) O. Liebreich, *Hydrate de chloral*, Paris, 1870.

succombât « Tous, dit M. Demarquay, après quinze « ou vingt minutes sont tombés dans une résolution « complète comme s'ils étaient profondément endor- « mis. Ce sommeil a duré deux ou trois heures; la « résolution musculaire et l'affaissement de ces ani- « maux sont devenus extrêmes; tous cependant se « sont réveillés, et deux heures après il n'y paraissait « plus rien. »

Puis il ajoute : « Si on examine attentivement les ani- « maux endormis par le chloral, voici ce que l'on cons- « tate : les muqueuses oculaire et palpébrale sont injec- « tées, les oreilles se vascularisent d'une façon tout-à- « fait remarquable. Pendant tout le temps que les « lapins sont sous l'influence du chloral, leur sensibilité « est fortement exaltée. Le plus petit pincement de la « queue, des oreilles ou des lèvres provoque chez ces « animaux des mouvements désordonnés et des cris « plaintifs assez prolongés. Les battements du cœur « deviennent extrêmement fréquents, si bien qu'à la « fin on ne peut les compter. Pendant tout le temps, « la respiration ne varie pas, et le lapin endormi par « le chloral respire comme si son sommeil était natu- « rel. Si l'on sent la respiration de ces animaux ainsi « endormis, on y reconnaît assez facilement l'odeur « propre au chloral. Ce qui permet de supposer que « cette substance ne se décompose pas complètement, « si toutefois elle se décompose dans le sang. — Si on « ouvre tout vivants les animaux mis en expérience, « on constatera une congestion des vaisseaux de l'ab- « domen. Les vaisseaux du mésentère sont turges- « cents, les muqueuses sont injectées. Le cerveau, le « cervelet et leurs membranes sont fortement injec- « tés; il en est de même de la moëlle épinière. Les

« muscles sont très-vascularisés, ils sont même deve-« nus rutilants. » En outre, M. Demarquay n'admet pas le dédoublement du chloral en chloroforme dans l'économie; il pense que ce composé « est éliminé sans « modification importante par les voies respiratoires. » De plus, pour M. Demarquay, le chloral, loin d'être un anesthésique comme le chloroforme, possède une action hyperesthésique des plus marquées; ses effets durent des heures entières, tandis que ceux du chloroforme persistent tout au plus pendant quelques minutes. En somme, M. Demarquay conclut que le chloral est : 1° l'agent le plus puissant de la résolution musculaire; 2° le plus rapide de tous les hypnotiques.

Après M. Demarquay, MM. Dieulafoy et Krishaber firent sur des lapins de nouvelles expériences, dont voici les conclusions :

« 1° Le chloral excite la sensibilité à faible dose; à doses élevées, il la diminue graduellement jusqu'à l'anesthésie complète.

« 2° Les animaux anesthésiés passent par un état antérieur d'excitabilité.

« 3° Les animaux sur lesquels l'anesthésie est générale et absolue, peuvent rester dans cet état pendant plusieurs heures; ils succombent ensuite presque invariablement.

« 4° Le sommeil existe avec l'hyperesthésie comme avec l'anesthésie; dans ce dernier cas la résolution est absolue.

« 5° Le chloral modifie profondément le nombre et le ryhthme des mouvements du cœur; il ralentit progressivement les mouvements du diaphragme; la chaleur est notablement abaissée.

« 6° Les phénomènes provoqués par le chloral sont,

en beaucoup de points, différents des phénomènes obtenus par le chloroforme, quoique l'anesthésie soit égale dans les deux cas.

« En somme, les lapins traités par des doses excédant 2 gr. 50 furent toujours anesthésiés; au-dessus de 3 gr. 50 ils furent anesthésiés et tués. Au-dessous de 1 gr. 50 ils furent endormis, mais ni anesthésiés ni tués; au-dessous de 0 gr. 60, nous n'obtînmes aucun effet. »

MM. Léon Labbé et Goujon ont communiqué ensuite à l'Académie de médecine de Paris un travail intitulé : *Expériences sur le chloral*, et dont nous reproduisons les conclusions :

« 1° Le chloral introduit en suffisante quantité dans le sang d'un animal produit l'anesthésie chez ce dernier, et cela sans passer par la période d'excitation qui se produit toujours par le chloroforme.

« 2° Introduit dans le tube digestif ou sous la peau, cette substance produit d'abord le sommeil, puis l'anesthésie, mais à un degré moindre que si elle est introduite dans le sang. Il y a dans ce cas un peu d'excitation avant le sommeil, mais il y a loin de là à l'hyperesthésie.

« 3° Pour les différentes raisons énumérées plus haut, nous ne pensons pas que le chloral agisse en se transformant en chloroforme. »

Dans la séance du 11 octobre 1869, M. Landrin a adressé à l'Académie des Sciences de Paris les résultats de quelques observations sur l'action physiologique du chloral. De ces observations il résulterait que « chez le chien, même à la dose de 4 grammes, l'hydrate de chloral, quel que soit son mode d'administration, n'est ni hypnotique, ni anesthésique, ni

« hyperesthésique, et qu'il n'amène pas la résolution « musculaire ; enfin que, à cette dose, il ne présente, « pour ces animaux, aucun danger. » Ces résultats singuliers provenaient de l'emploi d'un hydrate de chloral très-impur ; M. Landrin l'avoue lui-même dans une nouvelle note adressée quelques jours après à l'Académie, et dans laquelle il reconnaît que l'hydrate de chloral pur, administré à un chien, à la dose de 1 à 6 gr. suivant la force des sujets, produit : 1° la résolution musculaire ; 2° l'hypnotisme le plus complet ; 3° l'émoussement de la sensibilité.

Le docteur William Hammond, frappé des dissidences qui se sont élevées entre les auteurs, au sujet des effets de l'hydrate de chloral, s'est demandé de quelle manière ce médicament agissait sur les centres nerveux. Il a entrepris, dans ce but, plusieurs séries d'expériences sur des lapins. Or, il ressort de ces recherches, qu'à petite dose, l'hydrate de chloral détermine la paralysie du grand sympathique ; à haute dose, ce composé agit sur le cœur dont il diminue l'action ainsi que celle des nerfs spinaux et cérébraux (1).

Cet exposé analytique montre clairement, ce nous semble, que les nombreuses expériences qui ont été instituées jusqu'à ce jour, pour étudier les effets physiologiques de l'hydrate de chloral, ont donné des résultats contradictoires, notamment en ce qui concerne l'action hyperesthésique de cet agent et ses effets anesthésiques. Ces divergences sont, à notre avis, faciles à expliquer : elles tiennent à l'impureté du produit employé.

Il est à remarquer que la plupart des expérimenta-

(1) New-Yorck, *Médic. Journal*, février 1870.

teurs qui ont étudié l'hydrate de chloral, disent l'avoir employé à l'état de pureté; mais ils négligent de faire connaître les caractères chimiques du composé dont ils se sont servis pour effectuer leurs expériences. Or, pour celui qui sait que l'action du chlore sur l'alcool peut engendrer une série de produits de nature chimique très-différente, cette lacune revêt une importance capitale; elle est de nature à rendre inexacts les résultats obtenus. Il importe donc avant tout d'opérer avec de l'hydrate de chloral dont la pureté ait été, au préalable, soigneusement reconnue, sans quoi on s'expose à employer entre autres, soit de l'*acétal* ordinaire, soit de l'*alcoolate* de chloral au lieu de l'hydrate de chloral lui-même. Aussi avons-nous employé pour nos expériences, du chloral chimiquement pur, ainsi que nous nous en sommes assurés par nous-mêmes, comme on l'a vu dans la première partie de ce mémoire.

---

§ II. — Expériences personnelles.

Exp. I. — Le 2 décembre 1869, on fait avaler en une seule fois, à un petit chien griffon, âgé de quatre ans, 4 grammes d'hydrate de chloral en solution dans 60 grammes d'eau distillée. — L'animal avale ce liquide avec difficulté, ce qu'il faut attribuer sans doute, à sa saveur âcre et désagréable. Au bout de cinq minutes, la marche devient titubante, et un quart d'heure après l'ingestion du chloral, l'animal s'endort. Par intervalles, pendant le sommeil, la respiration est difficile, l'inspiration est laborieuse. La sensibilité tégumentaire est émoussée, mais persistante. Le sommeil a duré une heure et demie. Le réveil a eu lieu très-lentement et progressivement; tout d'abord les mouvements de l'animal étaient mal assurés; ce n'est qu'après vingt-cinq minutes qu'il a paru tout-à-fait réveillé; toutefois, il est resté couché pendant toute la journée et dans un état comateux, voisin de la somnolence. Vers le soir, il a vomi une petite quantité de matières glaireuses. Le lendemain, il paraissait tout-à-fait rétabli.

Exp. II. — Le 7 décembre 1869, on fait avaler en une seule fois, au chien qui fait l'objet de l'observation précédente, 5 grammes d'hydrate de chloral en solution dans 60 grammes d'eau distillée. — Dix minutes après, la résolution musculaire est complète, l'animal est endormi; la sensibilité est abolie; l'anesthésie est parfaite; l'animal ne témoigne aucune douleur, soit qu'on pince vivement les extrémités, soit qu'on les pique profondément avec le bistouri. Bientôt la respiration devient difficile, courte, saccadée; les côtes se tordent péniblement sous la peau; l'asphyxie paraît imminente, et de fait, vingt minutes après l'ingestion de la dose de chloral, l'animal mourait. — L'autopsie, pratiquée quelques heures après, montre les lésions suivantes : Les nombreux vaisseaux qui sillonnent la surface extérieure du cerveau sont fortement injectés et violacés; ils forment partout de très-riches arborisations. La toile choroïdienne et les plexus choroïdes cérébraux notamment, sont très-manifestement injectés. La même lésion se remarque d'une manière tout aussi nette sur le cervelet, les plexus choroïdes cérébelleux et sur le bulbe rachidien. Le poumon offre un aspect normal dans toute son étendue. Les cavités cardiaques renferment des caillots diffluents, noirâtres, assez semblables à du raisiné. Les veines bronchiques, l'artère pulmonaire contiennent des caillots identiques. — On trouve dans l'estomac un liquide jaunâtre, épais, filant comme du blanc d'œuf et exhalant une odeur de pomme rainette; la muqueuse est plissée, rougeâtre. Çà et là, la muqueuse du duodénum présente des vergetures d'un rouge vif, nombreuses au voisinage du pylore, et qui s'effacent peu à peu à un décimètre plus loin. Rien d'anormal dans les autres parties du tube digestif.

Exp. III. — Le 12 décembre 1869, on fait avaler à un chien griffon, sous poil blanc, âgé de deux ans, 4 grammes d'hydrate de chloral, en solution dans 25 grammes d'eau distillée; cinq minutes après, le chien, étant abandonné à lui-même, effectue un mouvement de manége à droite et de telle sorte qu'il décrit une série de cercles concentriques à diamètres décroissants ; il arrive ainsi à tourner une fois ou deux sur lui-même, mais alors ses pattes s'enchevêtrent, il tombe sur le côté et ne tarde pas à s'endormir. La respiration est calme, les membres sont flasques, la sensibilité est émoussée ; ainsi, quand on pince une patte ou qu'on la pique profondément, l'animal entr'ouvre les yeux, soulève un peu la tête et pousse parfois un petit gémissement plaintif. Au bout d'une demi-heure la respiration devient difficile, laborieuse ; chaque inspiration est profonde, pénible ; l'animal fait de violents efforts pour respirer. En même temps, des frissons se remarquent sur tout le corps ; ils sont tellement prononcés qu'il est impossible d'explorer le pouls. La dyspnée s'accuse de plus en plus, la respiration devient stertoreuse, et à chaque expiration, entre les commissures des lèvres violemment soulevées, apparaît un flot d'écume formée par de la salive épaissie et spumeuse. Par intervalles pourtant, la respiration devient calme et les frissons disparaissent ; la sensibilité persiste toujours. L'animal dort ainsi pendant deux heures ; de plus il reste *somnolent* ou assoupi pendant deux heures et demie, puis il reprend peu à peu sa gaîté et sa pétulance ordinaires.

Exp. IV. — Le 14 décembre 1869, on fait avaler 3 grammes d'hydrate de chloral en solution dans 30 grammes d'eau distillée à une chienne d'arrêt, sous poil pie, âgée de huit mois. Dix minutes après, marche titubante, chutes fréquentes sur le sol, pupilles dilatées, muqueuses injectées, puis l'animal s'endort. Comme dans l'expérience précédente, la respiration, qui était calme d'abord, devient ensuite saccadée, difficile. La sensibilité est conservée : ainsi, en appliquant une pointe de feu sur l'avant-bras de l'animal, il retire brusquement la patte, soulève la tête et fait entendre des aboiements plaintifs. La sensibilité tégumentaire est plutôt diminuée qu'augmentée. Une heure après l'ingestion de l'hydrate de chloral, l'animal, sujet de cette expérience, était réveillé.

Exp. V. — Le 16 décembre 1869, on fait ingérer 2 grammes d'hydrate de chloral, dissous dans 20 grammes d'eau distillée, à un chien griffon, qui n'est autre que celui de l'expérience n° 3. L'animal s'agite vivement; il paraît avaler avec répugnance; une partie du liquide est rejetée par une toux convulsive, provoquée, sans doute, par le passage d'une certaine quantité de liquide dans les voies aériennes. L'animal est ensuite abandonné à lui-même; au bout de dix minutes, on observe que la démarche est chancelante, mal assurée ; les membres fléchissent sous le poids du corps, à chaque pas l'animal trébuche ; pourtant il se relève et se dirige, non sans peine, vers un tas de paille qui se trouve à proximité ; arrivé là, il se couche en rond, à la manière habituelle du chien. Les paupières se ferment; l'animal est plutôt assoupi que véritablement endormi, car les membres sont fermes et non point flasques; la contractilité musculaire est encore bien évidente. La sensibilité persiste ; elle n'est point exagérée, au contraire, notre sujet d'expérience, qui est assez irritable, ne fait entendre que quelques petits gémissements quand on enfonce une épingle dans la peau, ou bien quand on pince fortement une patte ou une oreille. Il est évident, pour nous, que de pareilles manœuvres provoqueraient sur un chien de la race de celui dont il s'agit, — et qui ne serait pas sous l'influence du chloral, — une douleur plus vive, accusée par de véritables aboiements, ou tout au moins par des gémissements plus forts et plus prolongés. Pupilles dilatées, oreilles chaudes, respiration calme et lente. Une demi-heure après l'administration du chloral, l'animal est couché tout de son long; la respiration est accélérée, sans paraître laborieuse pourtant; le pouls est intermittent, et, tout-à-coup, le chien se met à trembler comme s'il avait froid. Ce frisson apparaît de temps à autre. L'animal reste plongé dans cet état de somnolence pendant une heure et demie, puis il se relève, essaie de marcher, mais le train postérieur est vacillant. Peu à peu l'animal reprend sa vivacité et les effets du chloral disparaissent graduellement.

Exp. VI. — Le 17 décembre 1869, on fait avaler à la chienne, qui fait l'objet de l'observation n° 4, 3 grammes de chloral hydraté, en solution dans 20 grammes d'eau distillée; l'animal s'agite vivement, et une petite quantité du liquide est perdue. Tout d'abord notre sujet d'expérience est très-gai; il témoigne par ses gambades qu'il est assez peu sensible à l'action du chloral; pourtant, un quart-d'heure après, on remarque de l'irrégularité dans la marche ; l'animal trébuche et tombe, mais il se relève aussitôt et se met à courir ; toutefois, de temps à autre, il roule sur le sol. Arrivé dans sa loge, il se couche en rond sur la litière, les paupières se ferment ; l'animal est tout-à-fait tranquille : on le croirait endormi ; mais, dès qu'on l'excite, il se lève, paraît contrarié de ce dérangement et se couche de nouveau. Il reste ainsi dans cet état d'assoupissement pendant deux heures, puis il reprend progressivement sa vigueur habituelle.

Exp. VII. — Le 18 décembre 1869, à neuf heures vingt-cinq minutes du matin, on fait avaler à une petite chienne, âgée de deux mois et demi, 2 grammes d'hydrate de chloral, dissous dans 15 grammes d'eau distillée. Cinq minutes après, les mouvements sont désordonnés, les membres se fléchissent involontairement ; l'animal tombe sur le côté et rejette par le vomissement une grande partie de la dissolution de chloral. On donne alors un troisième gramme d'hydrate de chloral ; aussitôt la chienne s'endort, et l'on observe que les pupilles sont dilatées, la respiration accélérée, le pouls est petit : il bat 160 fois par minute ; les muqueuses sont injectées, la bouche est chaude et remplie d'une bave écumeuse. La sensibilité persiste, car l'animal retire la patte quand on la pique avec une épingle ; pourtant, à neuf heures quarante-cinq minutes, l'anesthésie est complète, à tel point qu'on peut pratiquer la castration sans que cette chienne paraisse s'en apercevoir. On constate, pendant cette opération, que les vaisseaux du mésentère sont turgescents, et présentent une coloration bleuâtre ou violacée très-marquée ; le sang qui coule sous le bistouri est plus foncé en couleur que dans l'état normal. L'opérée dort tranquillement jusqu'à dix heures et demie ; à ce moment, la respiration devient difficile, l'inspiration est pénible ; le pouls, petit et irrégulier, est à 150. Les extrémités éprouvent un refroidissement notable, que la main constate aisément, surtout à la face interne des cuisses ; les muqueuses sont pâles, les pupilles contractées. Notons ici que l'opération n'a présenté aucune difficulté, qu'elle a été méthodiquement exécutée, et que la perte de sang a été si minime qu'on peut bien la considérer comme insignifiante. — Frissons très-accusés dans les membres, et qui se propagent bientôt à toutes les parties du tronc. La mort paraît imminente. — Cet état, des plus alarmants, dure pendant deux heures. Vers une heure de l'après-midi, ces symptômes inquiétants diminuent d'intensité; la respiration se fait moins difficilement; les frissons ont cessé, le pouls est toujours petit et très-accéléré. Peu à peu l'animal se réveille, la sensibilité reparaît, mais la faiblesse est telle que, pendant toute la journée, il ne peut parvenir à rester debout sur ses pattes et conserve obstinément la position décubitale. Le lendemain, à part un peu de faiblesse du train postérieur, résultant probablement de l'opération, la chienne a repris sa gaîté et cherche à manger.

Exp. VIII. — Le 22 décembre 1869, on fait avaler à une chienne épagneule, âgée de deux ans, atteinte d'une fracture comminutive du tibia, 2 grammes d'hydrate de chloral, dissous dans 30 grammes d'eau distillée. Dix minutes après, n'ayant obtenu aucun effet appréciable, on en administre deux autres grammes, dissous dans la même quantité d'eau que précédemment. Quelques minutes plus tard, l'animal s'endort; on pratique alors l'amputation du tibia. Pendant toute la durée de cette opération, l'animal s'agite et fait entendre des gémissements plaintifs : il est bien évident que la sensibilité persiste; elle est manifestement émoussée, mais non point abolie. On remarque, en outre, pendant l'opération, alors que la scie opère la section de l'os, quelques vomissements. Le sang artériel offre sa couleur habituelle. On applique le pansement avec la plus grande facilité, car l'animal ne s'agite plus et semble dormir. Cet état de somnolence dure pendant trois heures. Le lendemain, l'état de notre opérée est satisfaisant.

Exp. IX. — Le 5 janvier 1870, on fait avaler à une petite chienne épagneule, âgée de huit ans, 2 grammes d'hydrate de chloral, dissous dans 15 grammes d'eau distillée. Cette dose reste sans effet. On donne de nouveau 2 grammes de chloral, ce qui porte la dose totale à 4 grammes. Dix minutes se sont à peine écoulées que l'animal tombe brusquement sur le sternum; la respiration s'accélère, le pouls est à 150, la bouche est chaude et écumeuse; les oreilles sont également chaudes, et la muqueuse en est fortement injectée; les battements du cœur sont très-forts et très-tumultueux : on ne peut les compter. De temps à autre l'animal tousse et fait des efforts de vomissement qui n'aboutissent pas. L'anesthésie est, cette fois, des plus complètes : on peut piquer, pincer, inciser les extrémités sans que l'animal manifeste la moindre douleur ; mais on remarque, en même temps, que la respiration est devenue très-pénible, très-laborieuse ; puis, tout-à-coup, les mouvements respiratoires s'arrêtent brusquement, le pouls décroît rapidement ; en quelques secondes il descend à 80 ; les battements du cœur, — énergiques et violents au début, — diminuent promptement d'intensité, et finalement ils s'arrêtent complètement.

L'autopsie, pratiquée trois heures après la mort, nous montre les lésions suivantes :

A. *Cavité abdominale.* — En retirant les intestins de la cavité abdominale, on remarque que les veines mésaraïques sont fortement injectées ; la veine porte, la veine cave, sont gorgées d'un sang noir, poisseux, n'exhalant aucune odeur. L'estomac renferme une petite quantité de liquide blanchâtre et spumeux ; la muqueuse présente çà et là quelques plis rougeâtres. Celle du duodénum offre par places, quelques vergetures rougeâtres ; plus loin, — et dans tout le reste du tube digestif, — la muqueuse ne présente rien d'anormal. Le foie, la rate, les reins paraissent hypérhémiés.

B. *Cavité thoracique.* — Les poumons sont légers, souples et crépitants, et, à part un léger aspect cyanosé, ils ont tous leurs caractères physiologiques. Toutes les cavités du cœur sont remplies de caillots noirâtres, poisseux, tachant fortement les doigts ; en outre, elles paraissent comme distendues.

C. *Cerveau.* — Les vaisseaux qui rampent sous les méninges, dans les circonvolutions cérébrales, sont très-nettement injectés, et forment de très-riches arborisations vasculaires. De nombreuses coupes pratiquées dans diverses parties du cerveau ne montrent aucune modification appréciable dans le tissu de cet organe.

Exp. X. — Le sujet de cette expérience est un chien bouledogue, sous poil blanc, âgé de deux ans et demi, porteur d'une exostose au niveau du condyle interne du fémur droit. Cette tumeur osseuse détermine une forte boiterie. — Le 17 janvier 1870, on décide d'appliquer le feu sur l'exostose dont il s'agit, et, bien que l'hydrate de chloral se soit montré jusqu'ici — entre nos mains — un anesthésique très-imparfait et dangereux, nous voulons encore essayer de l'employer dans ce cas. A cet effet, on fait avaler au chien dont le signalement précède, 3 grammes d'hydrate de chloral, dissous dans 30 grammes d'eau distillée. Cette opération est pratiquée à neuf heures trente-cinq minutes du matin ; la température, prise dans le rectum, égale 37°,2 ; dans la bouche, 36°,2 ; dans l'aine, 36°,4 ; dans le fourreau, 36°,6 ; dans les oreilles, 36°.

9 *heures* 55. – L'animal ne paraît éprouver aucun effet des 3 grammes d'hydrate de chloral précédemment ingérés. On en administre alors un quatrième gramme.

10 *heures* 5. — Le chien s'endort tranquillement. — Le thermomètre introduit dans la bouche, les oreilles, le pli de l'aine, l'intérieur du fourreau, le rectum, accuse une diminution de température de 0° 6, 0° 8 et 1°.

Par intervalles la respiration est saccadée, stertoreuse. — Une heure s'est écoulée depuis que le chloral a été administré ; l'animal semble dormir profondément : mais aussitôt qu'on applique une pointe de feu sur l'exostose précitée, il retire énergiquement la patte, relève la tête, aboie et cherche à mordre si l'on fait mine de vouloir continuer la cautérisation.

On donne alors 1 gr. 50 d'hydrate de chloral, ce qui porte la dose totale à 5 gr. 50.

Quelques minutes après, l'animal est complètement endormi ; toutefois, la sensibilité persiste, et la respiration devient difficile. — La température animale a baissé d'un degré et demi ; quelques tremblements musculaires se montrent dans les membres. On reprend alors la cautérisation qui avait été interrompue pendant quelques instants ; mais, comme précédemment, l'animal témoigne par ses cris et ses mouvements qu'il n'est point insensible à la douleur. Néanmoins, cette fois on achève l'opération. — Le sujet, étant abandonné a lui-même, reste dans un profond état d'assoupissement ; la respiration est calme et régulière ; pourtant, par intervalles, elle devient laborieuse et précipitée. Ces sortes d'accès dyspnéiques sont accompagnés de frissons prolongés. Cet état dure pendant trois heures, puis l'animal se remet peu à peu.

Exp. XI. — Le sujet de cette expérience est un chien griffon, âgé de trois ans, et l'on se propose d'étudier l'action du chloral sur la circulation. — Au préalable, on note que, sur cet animal, le pouls, dans les conditions ordinaires, bat 110 fois par minute.

Le 19 avril 1870, on injecte dans la jugulaire de ce chien 1 gr. 50 d'hydrate de chloral, dissous dans 15 grammes d'eau distillée. — Cette opération a lieu à deux heures et demie du soir. A peine l'injection est-elle terminée que les membres deviennent flasques, la tête est pendante, le réseau capillaire cutané est tellement injecté que la peau, dans les parties où elle est fine, et plus particulièrement à la tête, est violacée; la muqueuse auriculaire est également violacée. La bouche, qu'on entr'ouve avec la plus grande facilité, laisse voir la muqueuse cyanosée ; le pouls est petit, accéléré : 120 pulsations par minute ; la respiration est calme, tranquille, lente. Pas de salivation.

2 *heures* 45. — Pouls à 90 environ ; il est difficile d'explorer l'artère, par suite des frissons qui se succèdent à de courts intervalles. La température animale s'est abaissée d'un degré.

3 *heures*. — Pouls à 100. — L'animal est à demi réveillé : pupilles resserrées, marche titubante, l'ouïe paraît affaiblie.

3 *heures* 30. — Pouls à 110. — Température normale. — A part une tendance manifeste à l'assoupissement, l'animal ne présente rien d'anormal.

Exp. XII. — On se propose d'examiner plus particulièrement l'état de la circulation et de la respiration. — En conséquence, avant l'expérience, on observe attentivement, sous ce double rapport, l'animal destiné à cette expérience :

Chien *loulou*, sous poil noir, âgé de 5 ans. — Pouls à 95, respiration à 15.

Le 20 avril 1870, on injecte dans la jugulaire 4 grammes d'hydrate de chloral, en solution dans 8 grammes d'eau distillée. L'animal pousse quelques gémissements plaintifs, puis il s'endort. Pouls à 110. — Respiration à 20.

Une demi-heure après, le pouls est descendu à 90 ; la respiration est, de temps à autre, accélérée, irrégulière ; par instants, elle est calme, et l'on ne compte tout au plus que 10 à 12 mouvements respiratoires par minute. — La température a baissé d'un degré trois dixièmes. — Cet état du pouls et de la respiration se maintient ainsi pendant quatre heures. On constate bien, par moments, quelques oscillations — en plus ou en moins — dans le nombre des pulsations et des mouvements respiratoires ; mais l'on n'observe pas de décroissance suivie et régulière des battements du cœur ou des pulsations artérielles, comme M. O. Liebreich l'a observé sur des grenouilles et des lapins.

On fait ensuite *quatre autres expériences* sur des *chiens*, en injectant la même dose d'hydrate de chloral, et les résultats sont semblables à ceux que nous avons obtenus dans les expériences précédentes. Remarquons que, sur un petit chien roquet, âgé de trois ans, la mort a suivi de près l'injection du chloral, tandis que les trois autres sujets, d'une taille plus élevée, ont résisté.

Nous arrivons maintenant à une troisième série d'expériences, qui ont été pratiquées en injectant de l'hydrate de chloral dans le tissu cellulaire sous-cutané.

Exp. XVII. — Le sujet de cette expérience est un *cheval hongre*, tarbe, propre à la selle, gris clair, crins mélangés, âgé de quinze ans environ, taille de 1 mètre 53 cent. sous potence. Avant l'expérience, la température du rectum égale 37°,8 ; pouls à 35 ; respiration à 16.

Le 10 mai 1870, à onze heures quinze minutes du matin, on injecte dans le *tissu cellulaire* de l'encolure *vingt-cinq grammes* d'hydrate de chloral, en solution dans 70 grammes d'eau distillée.

11 *heures* 35. — L'animal paraît somnolent; cependant, si on l'excite il marche sans aucune difficulté et se dirige au petit trot vers son écurie. Là, on constate une légère tendance à l'assoupissement; l'animal appuie la tête au fond de la mangeoire, et, dans les divers mouvements qu'il exécute, on peut remarquer une certaine nonchalance et une persistance insolite à conserver l'attitude, quelquefois instable, qu'il a contractée.

11 *heures* 45. — Température du rectum égale 35°,8 ; état normal de la pupille, vue conservée, — Pouls à 32 ; respiration à 14.

Midi. — La tête est tombante, légèrement contournée à droite ; les paupières sont rapprochées, l'animal est complètement immobile. — Entre temps, les membres antérieurs, comme s'ils étaient le siége d'une grande lassitude, se fléchissent involontairement ; mais ils se redressent aussitôt, et l'animal reste debout. Quoique le cheval soit laissé en liberté dans l'écurie, il conserve obstinément la place où il se trouve, et, par intervalles seulement, les membres postérieurs, comme les antérieurs, se fléchissent involontairement ; mais l'animal les redresse aussitôt pour prévenir une chute imminente. Il conserve ensuite pendant plusieurs minutes l'attitude qu'il a prise.

12 *heures* 10. — Température du rectum, 36°,8. Pupilles contractées. Pouls à 32 ; respiration à 14 ; les mouvements du flanc sont réguliers. La locomotion est d'abord chancelante, manifestement titubante ; mais, après avoir fait quelques pas, l'animal marche assez facilement. — Rentré de nouveau à l'écurie, il présente les mêmes symptômes que précédemment. Ajoutons que la vue et l'ouïe sont conservées, et que la sensibilité persiste d'une manière non douteuse ; toutefois, elle est manifestement émoussée. Le sang retiré de la jugulaire présente sa couleur normale. — Le sujet étant ensuite sacrifié, on ne peut continuer à l'observer.

Nous pourrions encore donner la relation de deux expériences que nous avons faites sur le chien en injectant dans le tissu cellulaire sous-cutané, une fois 5 grammes d'hydrate de chloral et une autre fois 8 grammes de ce même composé. — Ces expériences ayant donné des résultats semblables à ceux obtenus précédemment, nous nous bornerons seulement à signaler ce fait que dans ces deux cas, c'est vingt minutes après l'injection du chloral que les effets se sont montrés et que l'autopsie a mis en évidence une violente inflammation du tissu cellulaire dans la partie où l'injection avait été pratiquée ; par places même ce tissu était gangrené.

Nous devons maintenant déduire des expériences auxquelles nous nous sommes livrés sur les animaux et que nous venons de rapporter, les effets physiologiques de l'hydrate de chloral pur. — Ce sera l'objet du paragraphe suivant.

---

§ III. — Résumé analytique de nos Expériences.

Pour ne rien omettre, et afin d'exposer les particularités relatives à notre sujet avec clarté et concision, nous étudierons successivement le mode d'administration et les doses auxquelles l'hydrate de chloral produit sûrement ses effets; nous envisagerons les diverses circonstances qui sont de nature à les modifier; puis nous les examinerons dans tous leurs détails.

A. *Mode d'administration et doses.* — On peut donner l'hydrate de chloral en solution pure et simple dans l'eau distillée, quand il s'agit de faire des expériences sur des animaux. — Ce composé produit ses effets, soit qu'on l'administre par l'estomac, soit qu'on l'injecte directement dans les veines ou bien dans le tissu cellulaire sous-cutané. — Quatre à cinq grammes d'hydrate de chloral dissous dans 15 à 20 grammes d'eau distillée constituent la dose convenable pour un chien de moyenne taille, que ce médicament soit ingéré ou injecté dans le tissu cellulaire sous-cutané. Une dose semblable, injectée dans les veines peut être toxique. Un gramme ne produit aucun effet bien manifeste. Deux grammes déterminent, sur certains sujets, très-irritables, un commencement de résolution musculaire, un peu de somnolence sans période hypéresthésique appréciable, contrairement à ce qu'ont avancé MM. Demarquay, Dieulafoy et Krishaber, par quelques expériences faites sur des lapins. — On a vu que la dose de 25 grammes donnée à un cheval a déterminé de la somnolence, une sorte d'état de lassitude, mais non point de la résolution musculaire, de l'hypnotisme, et à plus forte raison de l'anesthésie.

B. *Circonstances qui peuvent influer sur les effets de l'hydrate de chloral.* — En principe, on peut établir que les effets de l'hydrate de chloral varient, suivant l'âge, la taille, la race et le tempérament des sujets. — Les différences quant à l'âge des sujets ne sont pas très-prononcées; tout au plus peut-on dire que les sujets âgés sont plus sensibles que les jeunes et les adultes. — La résistance des chiens à l'action de ce composé n'est pas toujours, comme on pourrait le penser, *à priori*, proportionnée à leur taille. C'est ainsi que les *terriers*, les *boule-dogues* résistent mieux que les *chiens de chasse* et les *épagneuls*, dont la taille est plus élevée. — Cette résistance est, selon nous, subordonnée au tempérament des animaux. Les chiens de constitution débile, à tempérament lymphatique, quelle que soit leur taille, s'endorment plus facilement, plus promptement que ceux à constitution forte, à tempérament sanguin qui se défendent énergiquement. — Le laps de temps qui s'écoule entre le moment de l'administration de ce médicament et celui de l'apparition de ses effets, varie nécessairement suivant le procédé employé. On a vu que par ingestion gastrique les effets apparaissent dix ou quinze minutes après que l'hydrate de chloral était parvenu dans l'estomac, tandis qu'ils se produisent immédiatement quand on injecte ce composé dans les veines et qu'ils se font attendre quinze à vingt minutes quand on l'injecte dans le tissu conjonctif sous-cutané. Ces différences étaient faciles à prévoir et elles n'offrent rien de surprenant. L'hydrate de chloral, en effet, étant une substance soluble dans l'eau, devait se comporter comme toutes les substances de ce genre.

C. *Effets physiologiques.* — Il y a lieu de les distinguer en effets *locaux* et effets *généraux*;

1° *Effets locaux.* — Injecté sous la peau dans la proportion de 4 à 5 grammes d'hydrate de chloral pour 15 à 20 grammes d'eau distillée, ce composé provoque une irritation qui peut aller jusqu'à la mortification des tissus, et déterminer ainsi de véritables eschares dont l'élimination peut être suivie de décollements plus ou moins étendus du tégument. — Administré par la bouche, il détermine souvent le vomissement chez les carnivores, ce qu'il faut attribuer, selon nous, à l'âcreté caractéristique du chloral et à l'irritation qu'il exerce sur l'estomac. Ce qui nous confirme dans cette manière de voir, c'est que le vomissement ne se manifeste pas quand on injecte ce médicament dans les veines ou dans le tissu cellulaire. Cet effet est donc le résultat d'une action purement locale et non point *élective* et *spéciale*, comme cela a lieu pour les vomitifs proprement dits. — L'irritation *locale* produite par cette substance se traduit encore par une excitation de l'appareil glandulaire chargé de sécréter la salive. — C'est ainsi que ce liquide, produit en abondance, remplit bientôt la cavité buccale et s'écoule en longues mèches sur le sol.

2° *Effets généraux.* — Quand l'absorption de l'hydrate de chloral commence à s'effectuer, la locomotion devient irrégulière, les membres se soulèvent précipitamment, le corps est en quelque sorte poussé en avant d'une manière brusque, saccadée. On dirait que l'animal se sent affaibli et qu'il veut secouer la torpeur qui le gagne. Bientôt les membres se croisent, s'enchevêtrent, le train postérieur d'abord, puis le tronc tout entier, oscillent à droite et à gauche sous un angle de plus en plus fermé. En un mot, la marche est titubante, et le sujet, après avoir fait de vains efforts pour se maintenir en position quadrupédale, tombe quelquefois lourdement sur le sol, la tête en avant; d'autres fois il parvient à se coucher plus ou moins commodément. Dans tous les cas il s'endort. Alors les membres sont flasques, la tête retombe lourdement comme une masse inerte dès qu'on la soulève; on écarte les mâchoires avec la plus grande facilité. En un mot, la résolution musculaire est complète. Ces effets indiquent donc que l'hydrate de chloral agit d'abord sur la moëlle épinière dont il diminue, puis finalement paralyse les propriétés excito-motrices. — Ce composé exerce ensuite son action sur la sensibilité, et cette action est variable suivant le laps de temps qui s'est écoulé depuis l'ingestion du chloral et aussi selon la dose employée. — Au début la sensibilité est émoussée, mais non point abolie; si l'on pique profondément les tissus, ou bien si l'on brûle le tégument cutané, l'animal pousse quelques grognements, s'agite autant qu'il le peut, entr'ouvre les paupières, et témoigne enfin qu'il a senti la douleur. — Au fur et à mesure que l'absorption de l'hydrate de chloral continue, la sensibilité diminue et peut finir par disparaître, surtout si la dose de chloral est élevée; mais alors la vie de l'animal est compromise, et, comme on l'a vu, la mort survient fréquemment dans ce cas. — Ces faits démontrent que l'hydrate de chloral agit sur la moëlle épinière et le cerveau; ajoutons maintenant que son action n'est pas moins prononcée sur le système nerveux ganglionnaire que sur le système nerveux cérébro-spinal. — Ainsi nos expériences nous ont montré, notamment celles où l'hydrate de chloral a été injecté dans les veines, que tout d'abord sous l'influence de ce composé les capillaires sous-cutanés s'injectent à tel point que la peau, dans les régions où elle est fine, devient d'un rose vif. — Les muqueuses sont également injectées et les pupilles dilatées. Si on met à nu les vaisseaux profonds, ceux du mésentère, par exemple, on constate qu'ils sont fortement congestionnés, et si les animaux succombent, on trouve à la surface du cerveau de riches arborisations vasculaires résultant de l'injection des vaisseaux de cet organe jusque dans leurs parties les plus ténues. — Quand les animaux sont profondément endormis, on observe que les pupilles sont resserrées, que la peau pâlit sensiblement, que les muqueuses se décolorent. — Ces effets nous paraissent devoir se rattacher à l'action de l'hydrate de chloral sur le grand sympathique. On sait que ce nerf anime les fibres radiées de l'iris, qui, par leur contraction, dilatent la pupille, et qu'il anime aussi les parois des vaisseaux sanguins dont il est le moteur; dès lors, on conçoit que la paralysie de ce nerf ou mieux de cet appareil nerveux qui constitue le grand sympathique puisse s'accuser par la contraction de la pupille et la dilatation des vaisseaux sanguins. — L'hydrate de chloral exerce aussi une action très-marquée sur le cœur. Sous son influence, on voit le nombre des battements cardiaques diminuer sensiblement, et M. Liebreich a démontré par des expériences faites sur des grenouilles, que ce composé agit sur les cellules ganglionnaires du cœur en les paralysant plus ou moins complètement.

Sur les chiens endormis par l'hydrate de chloral on observe que la respiration est par moments difficile, laborieuse; l'inspiration est profonde. A ces accès de dyspnée dont la durée est généralement fort courte, succèdent des périodes de calme; la respiration est régulière, les mouvements du flanc se succèdent à intervalles égaux, et leur nombre est notablement diminué. — La température animale subit un abaissement d'un degré et demi à deux degrés.

La durée du sommeil produit par l'hydrate de chloral varie suivant les individus et les doses. — Il résulte de nos expériences qu'une dose de 4 à 6 grammes, administrée à un chien de moyenne taille, provoque un sommeil dont la durée est de quatre heures environ.

Quand les chiens soumis à l'action de l'hydrate de chloral se réveillent, ils paraissent tout d'abord très-faibles et ne peuvent se maintenir en station quadrupédale ; peu à peu cependant ils reprennent leurs forces, mais le train postérieur conserve parfois pendant plusieurs heures après le réveil, une faiblesse prononcée.

En résumé, les expériences auxquelles nous nous sommes livrés sur les animaux, démontrent que l'hydrate de chloral est un puissant hypnotique; qu'il détermine rapidement la résolution musculaire ; que sous son influence la sensibilité est émoussée, mais quand elle disparaît, la vie de l'animal est compromise. — C'est un puissant sédatif dont l'action peut déterminer un ralentissement notable de la circulation et de la respiration, en même temps qu'un abaissement de la température animale.

---

§ IV. — Effets physiologiques chez l'homme.

M. Liebreich, après avoir expérimenté le chloral sur les animaux, se crut autorisé à en faire l'application à l'homme. Il entreprit donc des expériences sur les malades des professeurs Westphal, Joseph Meyer, Bardeleben, Virchow et de Langenbeck; grâce à ces recherches, il arriva à conclure qu'une dose moyenne d'un gramme cinquante centigrammes, détermine en peu de temps, l'état narcotique, et que celle de quatre grammes provoque un certain degré d'anesthésie, mais qui ne serait pas suffisant pour une grande opération. Enhardis par ces premières expériences, divers auteurs tant en France qu'à l'étranger, continuèrent les recherches entreprises sur l'homme par M. Liebreich. Parmi ceux-ci nous citerons MM. Demarquay, Bouchut et Laborde (1). Ce dernier a expérimenté sur lui-même, et il a constaté qu'aux doses progressives de 1 gr. 50 et 2 gr. par jour, le chloral détermine, surtout le second et le troisième jour, une sensation extrêmement douloureuse au creux épigastrique, de très-vives coliques, un état nauséeux et lipothymique, avec sueurs profuses. Nous ferons remarquer dès maintenant que ces troubles gastriques ne se sont pas manifestés chez les sujets que nous avons observés. Quoi qu'il en soit, M. Laborde n'a pas cru devoir pousser l'expérience plus loin, et en cela il a fait preuve d'une prudence justifiée par les faits malheureux que l'on connaît déjà et que nous croyons utile de rappeler ici.

Ainsi une jeune fille de vingt ans, hystérique, a succombé à la suite d'une potion contenant 1 gr. 65 de chloral (2). Ce fait, il est vrai, est en désaccord complet avec ce que nous savons aujourd'hui des propriétés du chloral, et si dans ce cas il n'y a pas eu d'erreur dans la dose administrée, on est conduit à se demander si le médicament était bien pur. Deux chirurgiens,

---

(1) *Art médical*, 1870, nº 7; p. 110.

(2) Lancet, 25 mars 1871.

Maldola et Smallman auraient également succombé à la suite de l'usage de cette substance. Enfin on a rattaché la mort de Simpson à l'action d'une forte dose de chloral prise pour amener le sommeil (1).

Le chloral peut donc déterminer la mort, et l'homme succombe en présentant les mêmes phénomènes que nous avons signalés chez les animaux, c'est-à-dire l'abolition de la motilité, avec résolution complète des membres, la diminution d'abord, puis la suppression de la sensibilité, le ralentissement de la respiration et de la circulation, l'abaissement de la température, enfin l'arrêt du cœur.

D'après MM. Jastrowitz (2) et Willième (3) la sensibilité de la muqueuse nasale persisterait jusqu'au dernier moment, et il en résulterait que c'est sur ce point que doit être pratiquée l'irritation artificielle, dès que le sommeil du patient commence à inspirer des inquiétudes.

Pour produire la mort, il faut que le chloral soit administré à une dose élevée qu'il serait utile de connaître, mais qu'il est impossible de préciser, car elle varie suivant l'idiosyncrasie des sujets et leur état de santé.

Ainsi, tandis qu'une jeune fille hystérique succombe à l'usage de 1 gr. 65 centigr., un tétanique est guéri par une dose de 8 ou 10 grammes. M. Demarquay, de son côté, a fait observer que les individus affaiblis, débiles, sont bien plus sensibles à l'action du chloral,

---

(1) *Union médicale*, 17 mai 1870.

(2) *Lyon médical*, 8 mai 1870, p. 34.

(3) *Note sur les propriétés du chloral*, par Davreux, Liége 1870.

et, suivant M. Jastrowitz, les personnes très-nerveuses sont dans le même cas.

Un des résultats les plus certains des recherches faites sur l'homme, c'est que, lorsque le chloral est employé à une dose assez forte pour produire le sommeil avec anesthésie, il est dangereux et expose à la mort. Dès lors, en ne dépassant pas la dose de 4 grammes pour l'homme, ainsi que cela résulte des expériences de M. Liebreich, on n'a pas lieu de redouter un semblable accident.

A dose modérée, c'est-à-dire 2 ou 3 grammes pour l'homme, 1 à 2 grammes pour l'adulte, 0 gr. 50 centig. à 1 gramme pour les enfants au-dessus de cinq ans, 0 gr. 25 centigr. à 0 gr. 50 centigr. pour les enfants de un à cinq ans, 0 gr. 10 centigr. à 0 gr. 20 centigr. pour les nouveaux-nés, le chloral a une action hypnotique nettement définie, qui en fait un agent thérapeutique précieux.

Pour obtenir le sommeil, il faut que les doses que nous venons d'indiquer soient administrées en une seule fois, ou à un court intervalle. Alors, au bout de quinze à trente minutes, il survient un état de somnolence, constituant une sorte de période intermédiaire entre l'assoupissement et le sommeil véritable. Cette somnolence se produit sans malaise et sans période d'excitation, comme à la suite d'une fatigue excessive. Le patient ferme les yeux, dort quelquefois ; mais au moindre bruit il se réveille, répond aux questions qu'on lui adresse et se rendort immédiatement. La respiration est naturelle, le pouls est normal, mais la température est abaissée d'un degré environ. La sensibilité est diversement modifiée, suivant les régions et la période à laquelle en est arrivée l'action du chloral.

Après avoir étudié les effets physiologiques de l'hydrate de chloral sur les animaux et sur l'homme, nous sommes conduits à étudier le mode d'action de ce composé, c'est-à-dire la question de savoir si le chloral se transforme en chloroforme dans l'économie.

Cette étude fera l'objet de la troisième partie de notre mémoire.

TROISIÈME PARTIE

MODE D'ACTION DE L'HYDRATE DE CHLORAL

§ I. — Opinions diverses émises a ce sujet.

On sait que M. Liebreich, s'appuyant sur le dédoublement moléculaire qu'éprouve l'hydrate de chloral en présence des alcalis, avait pensé que ce composé, une fois introduit dans l'organisme, se transformait, en présence des alcalis du sang, en chloroforme et en formiate alcalin, comme cela a lieu dans nos laboratoires. Cette théorie a été contestée. Ainsi, M. Demarquay ne l'admet pas, car, dit-il, « bien loin d'être « comme le chloroforme un anesthésique, le chloral a « une action hypéresthésique des plus marquées ; de « plus, on sait que l'action du chloroforme persiste « quelques minutes à peine, tandis que celle du chloral « dure des heures entières. » Ce dernier motif seul a quelque valeur, car, d'après nous, comme on l'a vu, l'hydrate de chloral pur ne produit pas des effets hypéresthésiques. MM. Dieulafoy et Krishaber semblent vouloir nier la théorie allemande. Une des conclusions de leur travail est ainsi conçue : « Les phénomènes « provoqués par le chloral sont en beaucoup de points « différents des phénomènes obtenus par le chloro- « forme, quoique l'anesthésie soit égale dans les deux « cas. » MM. Léon Labbé et Etienne Goujon, après avoir fait de nombreuses expériences, dont les conclusions sont exposées dans la deuxième partie de notre mémoire, ne pensent pas que le chloral agisse en se transformant en chloroforme. Liégeois partage cette opinion, car il a observé des sujets chez lesquels, après avoir donné d'abord le chloral, il n'a pu déterminer le sommeil anesthésique au moyen du chloroforme. Chez ces sujets, dit-il, la période d'excitation, qui suit immédiatement l'inhalation du chloroforme, continue et ne cesse pas ; il devient impossible de les plonger dans le sommeil anesthésique. M. Giraldès a fait l'expérience inverse, et a réussi à endormir avec l'hydrate de chloral des enfants mis par le chloroforme dans un état d'agitation très-grande (1).

M. Ferrand, qui a employé le chloral avec succès pour le traitement de la coqueluche, pense que, quant au mode d'action de ce composé, « il ne semble pas « que l'on doive invoquer ici sa transformation en « chloroforme, puisque le chloroforme lui-même, « administré avant, avait été totalement inefficace (2).

Dans la séance du 7 janvier 1870, de la Société de thérapeutique de Paris, on a émis plusieurs opinions sur le mode d'action du chloral. Ainsi, M. Gubler a

---

(1) Société de chirurgie. (*Union médicale, numéro* 41. — 1870.)

(2) Société de thérapeutique. (Séance du 7 janvier 1870.)

fait remarquer que le chloral est un poison du cœur, soit qu'il agisse directement sur la fibre musculaire, soit qu'il agisse sur les nerfs; qu'en un mot le chloral agit tout autrement que le chloroforme. M. C. Paul partage l'avis de M. Gubler, car, dit-il, le chloral détermine la syncope, ce qui n'a pas lieu avec le chloroforme. M. Mialhe pense que le chloral agit peut-être partie comme chloral et partie comme chloroforme.

M. Personne a démontré, par plusieurs expériences faites sur le chien, que l'hydrate de chloral à son arrivée dans le sang est dédoublé en acide formique et chloroforme. Le procédé dont il s'est servi pour reconnaître l'existence du chloroforme dans le sang d'un chien soumis à l'action de l'hydrate de chloral, est celui qu'on emploie pour les recherches toxicologiques du chloroforme, et à l'aide duquel on peut déceler des traces de chloroforme. Il consiste à placer les matières sur lesquelles on veut opérer dans une cornue tubulée; on fait communiquer le bec de la cornue avec l'une des extrémités d'un tube de porcelaine, à l'autre est adapté un tube à trois boules renfermant une solution d'azotate d'argent. Le tube de porcelaine étant porté au rouge et la cornue chauffée au bain-marie à 40 ou 45 degrés, à l'aide de la tubulure, on fait traverser le liquide de la cornue par un courant d'air privé de vapeurs de chlore. Ce courant d'air entraîne avec lui les vapeurs fournies par le liquide et les fait passer dans le tube de porcelaine rougi, d'où elles se rendent dans l'azotate d'argent. Pour peu qu'il y ait la plus petite trace de chloroforme, sa vapeur, entraînée, se décompose en traversant le tube, et le chlore, ainsi que l'acide chlorhydrique résultant de cette décomposition, produisent du chlorure d'argent dans la liqueur argentique (1).

M. Roussin partage l'opinion de M. Personne. « Une « solution, même assez étendue d'hydrate de chloral, « dit-il, se trouble immédiatement à froid par l'addi- « tion de quelques gouttes de solution aqueuse de « potasse caustique, en même temps il se développe « une odeur très-suave et très-franche de chloroforme, « produit normal de cette réaction. Les carbonates « alcalins produisent la même réaction par une légère « élévation de température, comprise entre + 30° et « + 40°, c'est-à-dire correspondant à la température « normale du corps humain, *de telle sorte qu'il est « complètement impossible que l'hydrate de chloral, « ingéré ou absorbé par l'économie d'une manière « quelconque, ne se transforme pas dans un temps « assez court en formiate alcalin et chloroforme.* » (2).

Pourtant, en présence des faits observés par plusieurs médecins et physiologistes, et qui tendent pour la plupart à démontrer que l'hydrate de chloral n'agit pas sur l'économie par sa transformation en chloroforme, nous nous sommes demandés s'il était bien certain que ce composé subît dans l'économie le dédoublement moléculaire, qui a fait penser à M. Liebreich que l'hydrate de chloral pourrait être utilement employé en médecine. A cet effet, nous nous sommes livrés à de nombreuses analyses chimiques, que nous allons faire connaître.

---

(1) *Journal de pharmacie et de chimie*, p. 5 et suiv. — 1870.

(2) *Ibid.*, p. 115. — 1870.

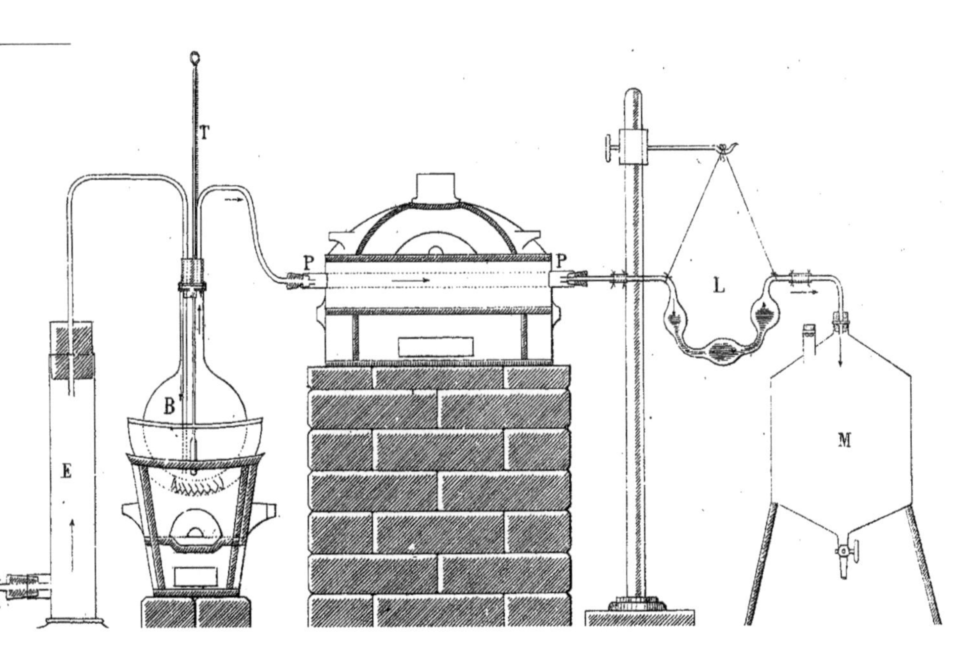
T
P
P
L
B
E
M

§ II. — Recherches chimiques.

L'appareil que nous avons employé pour nos analyses est analogue à celui de M. Personne. Il est composé : 1° d'une grande éprouvette à pied tubulée E (1), contenant du coton cardé, afin de retenir les poussières atmosphériques qui renferment, comme l'a démontré l'analyse spectrale, du chlorure de sodium ;

2° D'un ballon B, dont la capacité a varié, suivant les expériences, depuis un demi-litre jusqu'à deux litres, dans lequel on place la matière à essayer pour savoir si elle renferme du chloroforme. Ce ballon est disposé dans un bain-marie ordinaire, il est muni d'un thermomètre T plongeant dans le liquide à analyser et destiné à en faire connaître la température ;

3° D'un tube en porcelaine P P' vide, placé dans un fourneau *ad hoc* ;

4° D'un tube à trois boules, de Liebig, L, contenant une solution de nitrate d'argent pur ;

5° D'un aspirateur métallique, M, de la capacité de dix litres, rempli d'eau.

Ces diverses parties sont reliées entre elles de la manière suivante : l'éprouvette à pied est mise en communication avec le ballon par l'intermédiaire d'un tube abducteur, qui plonge jusqu'au fond du ballon. Celui-ci communique avec le tube en porcelaine à l'aide d'un second tube abducteur. Enfin le tube de Liebig est relié, d'une part, avec le tube en porcelaine, et, d'autre part, avec l'aspirateur au moyen de petits manchons en caoutchouc.

Pour faire fonctionner cet appareil, on commence par chauffer au rouge le tube de porcelaine, puis on introduit dans le ballon le liquide à analyser ; on chauffe jusqu'à 40° environ ; — 37 à 38° représentant en moyenne la température de l'organisme ; — on ouvre alors avec précaution le robinet de l'aspirateur, préalablement rempli d'eau. Au fur et à mesure que l'eau s'écoule l'air s'introduit en A par le tube effilé ; il traverse la colonne de coton, arrive au fond du ballon et entraîne alors dans le tube en porce-

---

(1) Voyez la figure ci-jointe.

laine, rouge de feu, les vapeurs provenant du liquide à analyser. Ces vapeurs subissent à ce moment une décomposition dont les produits viennent traverser, — *bulle à bulle,* — la solution de nitrate d'argent sur laquelle ils réagissent.

Nous avons tout d'abord cherché à savoir si l'hydrate de chloral en solution, chauffé à 40° ne dégagerait pas de vapeurs qui, une fois décomposées par leur passage dans le tube de porcelaine, viendraient précipiter la solution de nitrate d'argent. A cet effet, nous avons mis dans le ballon une solution composée de 5 décigrammes d'hydrate de chloral dissous dans 500 grammes d'eau distillée. On a élevé la température jusqu'à 40°, on l'a maintenue à ce degré pendant trois quarts d'heure en faisant passer un courant d'air : la solution de nitrate d'argent est restée limpide. Nous avons répété cette expérience en employant cette fois une solution très-chargée en chloral. Cette solution était composée d'hydrate de chloral 10 gr., eau distillée 500 grammes, soit 20 grammes pour un litre. Malgré cette énorme quantité de chloral, on a pu chauffer le mélange pendant une heure, à 40°, et faire passer un courant d'air modéré sans que la solution de nitrate d'argent fût précipitée ; tout au plus au commencement de l'opération s'est-il formé un léger nuage dans la partie coudée du tube de Liebig, voisine du tube de porcelaine. Au bout d'une heure on ouvre largement le robinet de l'aspirateur ; les bulles se succèdent si rapidement qu'il est impossible de les compter. Bientôt la solution de nitrate d'argent devient louche, puis manifestement trouble, et il ne tarde pas à se former un abondant précipité blanc d'aspect caillebotté, qui, essayé ensuite, se montre insoluble dans l'eau et l'acide nitrique et soluble dans l'ammoniaque.

Une partie de ce précipité exposée aux rayons solaires acquiert rapidement une teinte violette : c'est du *chlorure d'argent*. Il est donc évident que le rapide courant d'air qui a traversé l'appareil vers la fin de l'opération, a entraîné des vapeurs de chloral; d'où l'on peut tirer cette conclusion pratique à savoir : qu'il faut faire pénétrer l'air avec lenteur et *bulle à bulle* dans l'appareil, si l'on ne veut pas entraîner des vapeurs de chloral qui, en se décomposant dans le tube de porcelaine et agissant ensuite sur la solution de nitrate d'argent, pourraient faire croire à la présence du chloroforme dans le liquide à essayer.

Si à une solution faiblement titrée en chloral on ajoute quelques gouttes d'une solution alcaline, de carbonate de soude, par exemple, il se forme très-rapidement un précipité de chlorure d'argent dans le tube de Liebig : il s'est donc produit du chloroforme que notre appareil, dont la sensibilité est extrême, accuse au bout de quelques secondes.

Nous avons ensuite recherché comment se comportait l'hydrate de chloral mis en présence du sang de diverses espèces animales, car il nous a paru important de savoir si l'alcalinité du sang, plus ou moins prononcée, comme on le sait, suivant les espèces animales, ne déterminerait pas le dédoublement d'une quantité de chloral variable, et proportionnelle à celle des alcalis renfermés dans le sang. *A priori*, on pouvait penser d'après l'équation qui rend compte de la réaction des alcalis sur le chloral, — équation que nous avons exposée dans la première partie de notre Mémoire, page 2, — que la transformation de celui-ci en chloroforme serait d'autant plus complète que la proportion de carbonates alcalins, contenue dans le sang, serait elle-même plus considérable. Or, nos recherches ont pleinement confirmé cette manière de voir. Ainsi nous avons introduit dans notre appareil 200 grammes de sang veineux provenant d'un chien Terre-Neuve, bien portant; on y a ajouté 5 centigrammes d'hydrate de chloral dissous dans 2 grammes d'eau distillée. Le mélange a été vivement agité, puis chauffé à 40°. Au bout de vingt minutes, il s'est formé un léger nuage dans la partie coudée du tube à boules, la solution de nitrate d'argent est devenue opaline. Il s'est donc produit une certaine quantité de chloroforme.

Notre appareil a été ensuite démonté, toutes les parties en ont été lavées avec soin à l'eau ordinaire d'abord et à l'eau distillée ensuite. Puis on a retiré de la jugulaire d'un cheval 200 grammes de sang, auquel on a ajouté, comme dans l'expérience précédente, 5 centigrammes d'hydrate de chloral dissous dans 2 grammes d'eau distillée. — Après agitation préalable, le mélange a été chauffé à 40°. L'appareil marchait depuis huit minutes, quand nous avons vu apparaître dans le tube à boules de petits flocons blanchâtres dont quelques-uns nageaient dans la solution de nitrate d'argent que traversaient à intervalles réguliers de grosses bulles gazeuses. Il a été facile de constater que la formation de ces légers flocons augmentait au fur et à mesure que l'opération se prolongeait. Peu à peu la solution argentifère contenue dans le tube est devenue trouble; il s'était formé un précipité bien manifeste; toutefois quand le courant gazeux eut passé pendant vingt minutes dans la solution de nitrate d'argent, le précipité n'augmenta plus, et il ne se forma aucune tache blanchâtre sur les parois du tube contenant le réactif.

De semblables expériences faites avec du sang de bœuf, de mouton et de lapin, nous ont donné des résultats identiques, à cela près que le précipité fut plus abondant avec le sang de mouton que celui obtenu avec du sang de bœuf, et surtout celui produit avec le sang de lapin, qui fut le moins marqué. Dans ces trois expériences, le précipité a toujours été, même avec le sang de lapin, beaucoup plus accusé qu'avec le sang de chien.

Ces résultats s'expliquent très-aisément si on se reporte à la composition chimique du sang de ces diverses espèces animales, en ce qui concerne les quantités de carbonates alcalins que ce liquide contient. On sait depuis les nombreuses analyses faites par Andral, Gavarret, Delafond, que le sang du cheval renferme pour 1000 parties, 1,104 de carbonates alcalins; celui du bœuf, 1,071; celui du mouton, 1,498; celui du chien, 0,789; celui du lapin, 0,970 (1). Or, d'après les affinités chimiques, les quantités de chloral décomposées en chloroforme ont été directement proportionnelles à celles des carbonates alcalins contenues dans le sang des diverses espèces animales que nous avons examinées, et, conséquemment, les quantités de produits chlorurés qui ont pris naissance ont été d'autant plus appréciables par le réactif argentique que la proportion de carbonates alcalins était elle-même plus élevée. En d'autres termes, le précipité formé dans la solution de nitrate d'argent a été d'autant plus abondant que la teneur du sang en carbonates alcalins était elle-même plus forte et *vice versâ*.

---

(1) Delafond, *Traité de pathologie générale comparée des animaux domestiques*, 2e édition, p. 487.

Nous devons dire, comme complément de ces expériences, que le mélange de sang et d'hydrate de chloral n'exhalait aucune odeur de chloroforme, même quand nous avons employé du sang d'herbivores manifestement alcalin. Il s'était pourtant formé du chloroforme en quantité assez notable comme nous venons de le démontrer. Mais, soit que ce composé reste emprisonné dans la masse du sang d'où le courant d'air le dégage quand le mélange est placé dans l'appareil, soit que l'odeur propre du sang masque celle du chloroforme, toujours est-il que l'odorat n'indiquait pas la présence du chloroforme qui a été décelée par la solution de nitrate d'argent.

Après avoir ainsi examiné l'action du chloral sur le sang en dehors de l'économie, nous l'avons étudiée sur ce liquide en circulation dans l'organisme même.

Sur six chiens nous avons injecté tour à tour l'hydrate de chloral dans le tissu cellulaire et dans la jugulaire.

Quand les effets du chloral ont été bien accusés, nous avons, dans une première série d'expériences, ouvert la jugulaire et retiré une quantité de sang qui n'a jamais été moindre de 200 grammes; deux fois même, nous avons fait une saignée à blanc.

Dans une deuxième série d'expériences, — sur trois chiens soumis à l'action du chloral, — nous avons ouvert largement les carotides et sacrifié ainsi les animaux par effusion de sang.

Au fur et à mesure que le sang s'écoulait des vaisseaux (veine ou artère), nous le recevions dans le ballon faisant partie de notre appareil, et il était immédiatement soumis à l'analyse.

Or, il résulte de nos analyses que le sang d'un chien,

soumis à l'action de l'hydrate de chloral, contient une *minime quantité de chloroforme*. Ce résultat pourrait peut-être faire penser que l'hydrate de chloral ne se transforme pas complètement en chloroforme dans l'économie, et qu'une partie agit comme chloral lui-même. L'expérience suivante ne permet pas d'adopter cette manière de voir, et nous semble de nature à dissiper tous les doutes.

Sur un chien griffon de petite taille et du poids de 6 kilogrammes, on injecte dans le tissu cellulaire de la région costale 6 grammes d'hydrate de chloral en solution dans 20 grammes d'eau distillée. Au bout de vingt minutes l'animal était endormi, et après une demi-heure, l'insensibilité était complète. On ouvre largement la jugulaire et on retire ainsi toute la masse du sang. Ce liquide n'exhale aucune odeur anormale. L'animal pèse 5 kilogrammes 550 grammes; il s'est donc écoulé 450 grammes de sang qui ont été recueillis dans le ballon faisant partie de notre appareil et immédiatement soumis à l'analyse. Au bout d'une heure, il s'était formé dans le tube à boules un léger dépôt blanchâtre de chlorure d'argent. Pendant une deuxième heure, ce dépôt ne subit aucun changement; on fait alors tomber dans le ballon quelques gouttes d'une solution faible de carbonate de soude. On chauffe pendant une demi-heure et il ne se dégage rien, il ne se forme aucun précipité. Tout le chloral contenu dans le sang a donc été décomposé, car s'il en était autrement, l'addition d'une faible quantité de solution alcaline produirait du chloroforme dont la présence serait accusée par un précipité de chlorure d'argent; toutefois il faut remarquer que si on ajoutait un excès d'alcali, celui-ci réagirait aussitôt sur le chloroforme et le décomposerait en chlorure de sodium et formiate de soude. Or, ces sels étant fixes, au moins à la température où s'opère la réaction, il est évident que la solution de nitrate d'argent n'éprouverait aucune modification. — Aussi avons-nous eu le soin de n'ajouter qu'une faible quantité d'alcali. Dès lors il est démontré que le sang ne renferme pas de chloral libre.

---

§ III. — Notre opinion.

Nos expériences nous conduisent ainsi à reconnaître que l'hydrate de chloral agit en se transformant en chloroforme. Telle n'est pas, nous l'avons dit déjà, l'opinion d'un certain nombre d'auteurs parmi ceux qui se sont occupés de cette question. — Les objections qu'on a fait valoir contre cette transformation sont tirées des différences existant entre les effets du chloroforme et ceux de l'hydrate de chloral. — Nous avons dû les signaler dans diverses parties de notre travail; nous nous bornerons donc à rappeler les principales. — On a dit qne l'hydrate de chloral, loin d'être comme le chloroforme un anesthésique déterminait des effets hyperesthésiques bien marqués. — Nos expériences démontrent que ces effets ne se produisent pas quand on opère avec du chloral pur. On s'est demandé aussi comment il se pouvait faire que 2 grammes d'hydrate de chloral puissent déterminer chez l'homme un sommeil d'une durée de sept heures (1), alors qu'on sait, d'après l'équation chimique, qui rend compte de

---

(1) *Gazette médicale de Paris* (14 mai 1870).

la décomposition du chloral en chloroforme en présence des alcalis, qu'on sait, disons-nous, qu'*un gramme* de chloral anhydre donne 810 milligrammes de chloroforme. — Nous ferons remarquer au préalable que quand on soumet un animal à l'inhalation du chloroforme, une certaine quantité de cette substance se volatilise en pure perte dans l'atmosphère ambiante; une autre portion reste « dans le poumon et n'est point absorbée par le sang (1). » Enfin, et c'est là un fait que nous avons vérifié nous-mêmes, on ne trouve dans le sang d'un animal soumis à des inhalations chloroformiques, prolongées jusqu'à l'anesthésie, que de minimes quantités de chloroforme ; de même que dans le sang d'un sujet éthérisé, il n'existe, — comme Lassaigne l'a démontré, — qu'une très-faible proportion d'éther. — Au surplus, l'expérience suivante démontre ce que nous avançons. — Le 25 août 1870, un chien terrier sous poil pie, âgé de trois ans, est soumis à une inhalation prolongée de chloroforme. — Après s'être vivement débattu, il finit par s'endormir. — Quand l'anesthésie est complète, on ouvre largement la jugulaire; le sang veineux est plus foncé qu'à l'état normal. On en retire 300 grammes qu'on place dans l'appareil destiné aux recherches toxicologiques du chloroforme. On le chauffe à 40°. Au bout de dix minutes, la solution de nitrate d'argent se trouble légèrement, un dépôt blanchâtre apparaît vers la partie coudée du tube à boules du côté du tube de porcelaine; il est en tout semblable par sa quantité, son aspect et ses propriétés chimiques à ceux que nous avons obtenus en expérimentant avec le sang de plusieurs chiens endor-

(1) O. Liebrich, *Hydrate de chloral* (Paris, 1870).

mis par le chloral. En un mot, c'est du chlorure d'argent.

Si maintenant on considère qu'au fur et à mesure que le chloral pénètre dans le sang, il est pour ainsi dire décomposé, — molécule à molécule et sans perte, — par les alcalis contenus dans ce liquide, tandis qu'il pénètre en nature et d'emblée dans le sang quand il s'agit d'inhalations chloroformiques ; si l'on remarque, en outre, que le chloroforme qui résulte du dédoublement du chloral dans l'organisme, est à l'*état naissant*, et que ses propriétés physiologiques de même que ses affinités chimiques sont par cela même exaltées, on sera porté à voir dans ce fait, démontré par l'analyse chimique, la cause initiale de l'action du chloral, celle, en un mot, qui préside à la formation des effets de ce médicament.

Nous insistons à dessein sur la production du chloroforme au sein de la masse du sang. Ce composé, en se dégageant du chloral, se trouve à l'*état naissant*, et l'on sait que les corps possèdent alors des affinités chimiques plus développées que dans les conditions ordinaires. Or, il nous paraît logique de penser qu'il doit en être de même de leur action sur les tissus vivants. Ceci, dira-t-on, n'est qu'une hypothèse ; soit, mais il faut bien convenir que beaucoup de faits militent en sa faveur. Sans vouloir faire une excursion dans le domaine de la chimie, et pour ne pas sortir du cadre que nous nous sommes tracé, nous ferons remarquer que la plupart des faits pathologiques viennent à l'appui de notre manière de voir. Ainsi, et pour n'en citer que quelques-uns, les faits de MM. Liégeois, Giraldès, Ferrand, nous enseignent d'une part, que quand des sujets sont sous l'influence du chloral, le chloroforme administré par la méthode ordinaire est sans action sur eux, et, d'autre part, que dans des cas pour lesquels le chloroforme a été impuissant, le chloral administré ensuite a promptement amené la guérison. Ne peut-on pas voir dans ces faits autant de preuves qui démontrent que le chloroforme à l'*état naissant* est doué d'une plus grande énergie d'action que celui qui pénètre tout formé dans le sang? C'est au moins notre opinion, et nous devons dire que M. Ferrand, dans une communication à la Société de médecine de Lyon, a fait remarquer « qu'il faut savoir tenir compte de la différence du mode d'introduction d'un corps chimique à l'état naissant (1). »

Ceci étant posé, si l'on compare les effets du chloral à ceux du chloroforme, on constate de notables différences qui ont porté quelques observateurs à nier la transformation du chloral en chloroforme dans l'économie. Ainsi, tandis que le chloroforme produit tout d'abord une excitation assez vive, le chloral détermine au contraire, au bout de quelques instants, une tendance à l'assoupissement. Cette première période de l'action du chloroforme peut s'expliquer d'après M. O. Liebreich, « par l'action caustique et irritante « qu'exerce le chloroforme ainsi que tous les médica- « ments, qui, comme l'éther, s'absorbent par les pou- « mons (2). » Quoi qu'il en soit, quand le chloral a pénétré dans le sang, le sommeil survient et sa durée est beaucoup plus prolongée qu'avec tous les autres hypnotiques. Si la dose est élevée, on observe une période anesthésique qui peut être rapidement suivie

---

(1) *Lyon médical*, 1870, p. 105.

(1) O. Liebreich, *Hydrate de chloral*, (Paris, 1870).

d'asphyxie et de mort. Avec le chloroforme, l'anesthésie est complète, et quoique cet état ne soit pas sans danger pour la vie des animaux, comme nous nous en sommes assurés plusieurs fois, il se termine moins souvent par la mort que quand il a été obtenu au moyen du chloral.

D'après nous, ces différences tiennent au mode de pénétration du chloroforme dans le sang; en d'autres termes, quand ce composé arrive tout formé dans le sang, les effets anesthésiques l'emportent sur les effets hypnotiques, tandis que quand il y pénétre sous forme de chloral d'où il se dégage peu à peu, à l'*état naissant*, dans le sang lui-même sous l'influence des alcalis, la période hypnotique l'emporte sur la période anesthésique. — Si l'on se rappelle que l'hypnotisme est un état très-voisin de l'anesthésie et peut en être considéré comme la période prodromique; si, d'un autre côté, on remarque que le chloroforme se produit dans le sang en quelque sorte, atôme par atôme, au fur et à mesure que le chloral est absorbé, on sera conduit à assimiler le mode d'action du chloral à la chloroformisation la plus lente qu'on puisse imaginer. — On pourrait peut-être nous objecter que la quantité d'alcali libre nécessaire pour la transformation complète du chloral en chloroforme peut, à un certain moment, devenir insuffisante. — Nous répondrions avec M. Liebreich que « dans le sang en circulation, il y a une « régénération continuelle de l'alcali employé, » et nous ajouterions que nos analyses chimiques démontrent que dans le sang d'un animal soumis à l'action du chloral, il n'existe pas de chloral à l'état de liberté. — Du reste, s'il existe des différences entre l'expression symptômatique des effets du chloral comparés à ceux du chloroforme, il faut bien convenir que les lésions produites par ces composés se ressemblent beaucoup et que leur mode d'action sur les centres nerveux est identique. — Ainsi, on a vu que quand un animal succombe par suite de l'emploi du chloral, les ventricules et les oreillettes sont relâchés et contiennent un sang noirâtre, semi-fluide; or, cette même lésion s'observe sur des animaux soumis à des inhalations de chloroforme. — En outre, nous rappellerons que M. Liebreich a constaté sur des grenouilles et des lapins, soumis à des doses toxiques de chloral, que ce composé exerce en définitive son action *sur les ganglions du cœur*, d'où résulte la paralysie de cet organe et la mort. Or, M. Liebreich a démontré également que quand la mort survient par l'effet du chloroforme, elle résulte de l'action paralysante de ce composé sur le cœur. Cette action a son siége dans les ganglions, car, dit-il, « si l'on coupe « le ventricule au-dessous du siége des ganglions, il se « contracte immédiatement et tout attouchement pro- « voque une nouvelle contraction. » (O. Liebreich, *Hydrate de chloral*, Paris, 1870.)

En résumé, l'analyse chimique démontre que l'hydrate de chloral se transforme en chloroforme dans l'économie, et qu'il n'existe pas dans le sang de chloral libre. — Il faut voir dans ce dédoublement moléculaire la cause initiale qui prépare et entretient les effets de ce composé. — Les différences qui existent entre les effets du chloral et ceux du chloroforme tiennent, selon nous, à la formation au sein même de l'organisme du chloroforme *à l'état naissant*, dont les affinités chimiques et les propriétés physiologiques sont exaltées.

---

§ IV. — Sous quelle forme le chloral est-il éliminé de l'économie?

M. Bouchut pensait que l'hydrate de chloral en arrivant dans le sang était décomposé en chloroforme et formiate alcalin, et que le chloroforme existait dans l'urine à l'état de liberté, puisque celle-ci chauffée avec la liqueur cupro-potassique en réduisait les sels de cuivre. — Or, M. Personne a démontré depuis longtemps que beaucoup de corps sont susceptibles de produire cette réaction, notamment l'acide urique qui, en présence des alcalis, se décompose en donnant naissance aux acides oxalique et formique, corps éminemment réducteurs. Néanmoins, afin de savoir s'il existait du chloroforme dans l'urine d'un animal chloroformisé et dont le sang contenait du chloroforme, M. Personne a analysé ce liquide par le procédé dont nous avons parlé précédemment, et il n'a trouvé aucune trace de chloroforme. — Pourtant cette urine, bouillie avec la liqueur de Fehling, en réduisait les sels de cuivre. Nous avons répété plusieurs fois ces expériences; elles nous ont donné des résultats identiques à ceux de M. Personne. Nous dirons donc avec cet auteur que l'hydrate de chloral, à son arrivée dans le sang, est dédoublé en acide formique et chloroforme, lequel est converti ultérieurement en chlorure de sodium et formiate de soude, qui sont les produits de son élimination. — Ainsi nos expériences, en s'ajoutant à celles de M. Personne, démontrent que le sang d'un chien soumis à l'action de l'hydrate de chloral, renferme une minime quantité de chloroforme libre; mais elles prouvent de plus que le sang recueilli sur un chien auquel on a administré l'hydrate de chloral soit par ingestion gastrique, soit dans le tissu cellulaire sous-cutané, ou dans les veines, ne renferme pas de chloral à l'état de liberté.

QUATRIÈME PARTIE

ÉTUDE CLINIQUE DE L'HYDRATE DE CHLORAL

A peine les propriétés de l'hydrate de chloral étaient-elles connues que déjà ce médicament était employé dans un très-grand nombre de cas. — Le chirurgien, le médecin et l'accoucheur lui ont trouvé immédiatement des applications, chacun dans leur sphère; mais tous ces faits, croyons-nous, ne peuvent être considérés encore que comme de simples essais, et, pour assigner au chloral la place qu'il mérite dans la thérapeutique, il est indispensable de coordonner et d'analyser ces faits, aussi nombreux que variés. Nous avons donc essayé, dans cette partie de notre travail, de rassembler d'abord les observations qui ont été publiées sur ce sujet; nous y avons joint ensuite celles qui nous sont personnelles, et c'est avec ces données que nous sommes arrivés à pouvoir nous faire une idée de la valeur thérapeutique de l'hydrate de chloral.

---

§ I. — Exposé analytique des faits publiés jusqu'a ce jour.

M. Liebreich a non seulement étudié les effets physiologiques du chloral sur les animaux d'abord, puis sur l'homme, mais encore il a entrepris quelques recherches cliniques pour montrer la valeur de cette substance comme agent thérapeutique. Considérant le chloral comme un anesthésique, il a pensé qu'avec des doses suffisantes on pourrait arriver à produire chez l'homme le degré d'anesthésie nécessaire dans les grandes opérations. Toutefois, cette idée n'a pas été confirmée par la clinique, et il est bien démontré aujourd'hui que les doses de chloral capables de produire cette anesthésie peuvent faire courir les plus grands dangers aux malades. Aussi, pour M. Demarquay est-il impossible d'user du sommeil produit par le chloral dans la pratique de la chirurgie (1). M. Liebreich lui-même n'est affirmatif qu'à l'égard des petites opérations, entr'autres celles qu'on pratique sur les yeux. Il croit qu'on peut mieux les faire avec une dose de 4 à 6 grammes de chloral qu'avec le chloroforme. Son opinion repose sur les deux observations suivantes :

Une femme de trente-quatre ans, atteinte d'une arthrite aiguë extrêmement douloureuse du poignet droit, prend 1 gr. 78 de chloral dans un verre d'eau. Une heure après elle s'endort profondément pendant qu'on lui applique douze sangsues sur le poignet.

Deux jours après elle prend 2 grammes de chloral dans un verre d'eau, et au bout de dix minutes elle s'endort. Alors on

---

(1) *Annuaire* de Bouchardat, 1870.

applique un bandage plâtré, opération que l'on n'avait pu jusque-là pratiquer à cause des douleurs qu'elle occasionnait, et que la malade ne pouvait supporter. Pendant l'application du bandage la malade ouvre plusieurs fois les yeux, regarde sa main, mais ne manifeste aucune douleur. Elle se rendort après l'opération, et à son réveil elle ne sait si on lui a appliqué un bandage et affirme n'éprouver aucun malaise. Cette opération démontre, dit M. Liebreich, qu'une dose un peu élevée amène un certain degré d'anesthésie. Cette malade, très-sensible, se laissa poser douze sangsues ; d'ordinaire, le moindre attouchement du poignet malade provoquait les plus violentes douleurs. L'anesthésie n'était pas tout-à-fait passagère, puisque la malade, sans se réveiller et sans en rien savoir plus tard, se laissa mettre un bandage, ce qui, suivant MM. Bardeleben et Berkofsky, n'eût pas été possible sans anesthésie.

Une jeune fille de vingt-deux ans, affectée d'un *lupus* étendu du nez, de la lèvre supérieure et de la langue, prend 1 gramme 80 centigrammes de chloral dans un verre d'eau. Au bout de vingt minutes elle dort profondément. M. Langenbeck cautérise avec de la potasse caustique la partie malade. La jeune fille se réveille, crie et veut se défendre. Après la cautérisation, qui dure deux minutes, elle est complètement réveillée, puis se rendort au bout de douze minutes. Lorsqu'elle se réveille, trois heures après, elle prétend avoir tout senti.

Quoique la dose de chloral employée n'ait pas suffi pour amener l'anesthésie, cette observation, dit M. Liebreich, n'en est pas moins très-intéressante, puisque, après une opération aussi douloureuse que la cautérisation faite avec de la potasse, l'action hypnotique a suivi son cours et contribué ainsi au soulagement.

Relativement aux opérations sur les yeux, les ophthalmologistes ont-ils suivi le conseil de M. Liebreich et quel résultat en ont-ils retiré? La presse médicale est à peu près muette à cet égard. M. Giraldès annonce seulement à la Société de chirurgie (séance du 23 mars 1870) qu'on vient d'employer à Vienne le chloral dans les opérations oculaires avec de bons résultats.

Pour M. Bouchut, à la dose de 2 à 5 grammes, selon les âges, l'anesthésie produite par le chloral est complète, et permet de faire l'extraction des dents et d'appliquer sans douleur des cautères à la pâte de Vienne (1).

Au même point de vue, c'est-à-dire de l'anesthésie, les opinions qui ont été émises à la Société de chirurgie sont des plus importantes à connaître. M. Liégeois constate qu'ayant administré tout d'abord du chloral à des malades, il n'a pu ensuite les endormir avec le chloroforme. — M. Giraud-Teulon rapporte aussi qu'il a vainement essayé d'endormir un enfant avec du chloroforme, après lui avoir fait prendre du chloral.

A cette occasion, M. Giraldès dit qu'il a fait l'expérience inverse de celle de Liégeois, et qu'il a obtenu des résultats différents. Ainsi, il a réussi à endormir à l'aide du chloral des enfants mis par le chloroforme dans une agitation très-grande. Aussi maintenant, lorsqu'à la suite d'opérations où il a été obligé de faire respirer le chloroforme, il voit survenir des phénomènes d'agitation plus ou moins vive et persistante, il les fait cesser en prescrivant aux petits malades un lavement ou une potion au chloral.

Telle est également la pratique de M. Demarquay, qui donne à ses malades, immédiatement après l'opération, le chloral aux doses successives de 2, 3, 4 et 5 grammes, jusqu'à production de sommeil. Mais chez tous le chloral ne produit pas le même effet. Chez les uns il procure un sommeil paisible et un calme profond, qui dure toute la journée et les empêche de ressentir la douleur du traumatisme. Chez d'autres il

---

(1) *Annuaire* de Bouchardat, 1870.

ne produit pas de sommeil, et parfois il est rejeté par le vomissement (1). Ce n'est donc pas comme anesthésique que MM. Giraldès et Demarquay se servent du chloral chez leurs malades, mais bien comme hypnotique. C'est déjà ce qu'avait fait M. Liebreich, ainsi qu'on le voit dans les deux observations suivantes :

Un jeune homme de vingt-trois ans, meunier, a la main droite mutilée par une scie circulaire. On lui fait prendre, le 23 juin 1869, jour de l'accident, 2 gr. 50 centigr. de chloral, et après il s'endort. A son réveil il n'éprouve aucun symptôme fâcheux. Le 25, il prend 3 gr. 50 centigr., et le 26, 4 grammes de chloral, ce qui lui procure un sommeil assez profond, sans lui enlever l'appétit. En outre, il ne se plaint de douleurs dans la main que pour l'avoir placée sur la tête, et ses douleurs disparaissent au bout de deux heures.

Une femme de quarante-deux ans (soupçonnée d'être adonnée à la boisson), atteinte d'une fracture de l'humérus et du péroné gauches, prend un délire si violent le lendemain de l'accident qu'on est obligé de la lier. Elle reçoit trois injections sous-cutanées de 0 gr. 015 de chlorhydrate de morphine à demi-heure d'intervalle. Dans la nuit on lui donne 0 gr. 42 d'opium, sans le moindre résultat. Le matin elle reçoit de nouveau 0 gr. 06 d'opium ; elle vomit. Enfin, la malade étant en proie au délire le plus violent, on lui administre 4 gr. 50 centigr. de chloral; au bout de vingt-trois minutes, elle se calme, ferme de temps en temps les yeux ; on lui donne de nouveau 1 gramme de chloral en deux injections sous-cutanées. Après cinq minutes la malade s'endort jusqu'au lendemain matin ; elle ne se réveille qu'une fois dans la nuit et demande l'heure qu'il est. Le lendemain elle avait entièrement conscience d'elle-même : on put la débarrasser de ses liens.

De Graefe employait le chloral comme hypnotique à la suite de ses opérations de cataracte.

De son côté, M. Trélat communique à la Société de

(1) *Union médicale*, numéro 41. — 1870.

chirurgie (séance du 23 mars 1870) l'observation d'un malade atteint d'un phlegmon diffus de la jambe, avec délire et agitation extrême (*delirium tremens*) non calmés par de fortes doses d'opium. Le malade, ayant pris 3 grammes de chloral, tomba dans un sommeil doux et calme, dont il sortit au bout de quelques heures définitivement guéri de son délire (1).

M. Marjolin signale aussi à la Société de chirurgie (séance du 27 avril 1870) les résultats qu'il a obtenus de l'emploi du chloral à l'intérieur pour calmer les douleurs atroces des brûlures. Il l'administre en lavement à la dose de 0 gr. 50, que l'on répète s'il en est besoin. L'action sédative qui en résulte est telle que les malades ne sentent plus la douleur (2). M. Bricheteau le recommande dans le même cas (3). A la Société de thérapeutique (séance du 17 décembre 1869) M. Ferrand dit également avoir donné le chloral à la dose de 2 grammes à une jeune fille, atteinte d'une arthrite très-douloureuse du genou gauche. Le médicament fut pris en deux doses : une à cinq heures, l'autre à huit heures du soir. Le sommeil arriva vers neuf heures, et la nuit fut tranquille, bien qu'interrompue encore par deux crises, survenues vers minuit et cinq heures du matin. La malade se rendormait assez facilement au bout d'un quart-d'heure. En un mot, les douleurs, sans être moins violentes dans les crises, ont été beaucoup moins longues et moins fréquentes. Le lendemain la malade était dans un état de

---

(1) *Union médicale*, numéro 48. — 1870.

(2) *Union médicale*, 19 mai 1870.

(3) *Bulletin de thérapeutique*.

somnolence assez désagréable ; aussi refusa-t-elle de continuer l'usage du chloral.

Dans la même séance, M. Moutard-Martin rapporte qu'il a vu le chloral dans un cas d'artérite très-douloureuse ne pas amener le sommeil et produire une agitation notable, ainsi que le fait quelquefois l'opium (1).

Aujourd'hui, le plus grand nombre des chirurgiens font prendre du chloral à leurs malades, soit pour calmer les douleurs, soit pour épargner aux opérés les premières douleurs consécutives au traumatisme, et leur procurer dans certains cas un calme profond, qui est sinon indispensable pour le succès de l'opération, du moins y contribue pour une bonne part. Richardson le recommande dans les hernies étranglées pour rendre le taxis plus facile, et l'observation suivante publiée par le docteur Caro est un exemple remarquable de l'application du chloral :

Un vieillard, faible, de quatre-vingt-six ans, atteint de paralysie sénile, était affecté depuis l'âge de vingt-quatre ans d'une hernie inguinale oblique complète à droite, et d'une autre à gauche. Il portait un bandage qu'il ne quittait que la nuit. Le premier novembre, à dix heures du soir, l'intestin sortit, et le malade ne put le réduire ; après six heures d'efforts, le 2 novembre, à quatre heures du matin, on appela en toute hâte le docteur Caro.

Réduction facile de la hernie gauche ; tentatives infructueuses pour réduire la hernie droite, descendue dans le scrotum et très-étranglée. — Fomentations belladonées sur la hernie ; administration de castoréum. — Pas de résultat. A dix heures du matin, le malade fut anesthésié avec le chloroforme sans aucun résultat. On l'abandonna alors pendant huit heures à l'action des fomentations de belladone, puis on lui administra un lavement de tabac, toujours sans succès.

---

(1) *Gazette médicale de Paris*, numéro 14. — 1870.

Huit heures après ces tentatives, et vingt-huit heures depuis l'étranglement, le malade, s'affaiblissant de plus en plus, l'anxiété et la douleur abdominale augmentant, on eut recours à l'hydrate de chloral.

Un gramme et demi fut dissous dans un mucilage et donné par la bouche.

Presque immédiatement le malade prit un aspect cadavérique, et parut être *in articulo mortis*. Malgré ces symptômes alarmants, le docteur Caro pratiqua le taxis, et, à sa grande surprise, la réduction se fit très-facilement, vingt-cinq minutes après l'administration du chloral. Un lavement de brandy, coupé avec du lait, rendit la vie au malade, qui, douze heures après, était complètement ressuscité. Il est probable que les accidents dans ce cas doivent être attribués, non au chloral, mais à la faiblesse et à l'âge avancé du malade (1).

Les chirurgiens se sont aussi beaucoup préoccupés de l'emploi du chloral dans le tétanos, et les cas dans lesquels on l'a administré sont déjà nombreux. Mais dans tous, le résultat n'a pas été le même, comme on peut en juger par les observations que nous avons rassemblées pour notre travail.

M. Liebreich, le premier peut-être, a obtenu un succès rapide dans un cas de trismus.

M. Verneuil, dans une note qu'il a fait présenter à l'Académie des sciences par M. Wurtz, rapporte un cas de tétanos traumatique, généralisé et d'une extrême intensité, traité et guéri par le chloral. Il employa simultanément les injections sous-cutanées avec l'hydrochlorate de morphine et le chloral à l'intérieur. L'action de ce dernier se montra dès le début aussi prompte que décisive : diminution de la contracture, apaisement presque instantané des douleurs, sommeil profond et

---

(1) *Lyon médical*, 16 avril 1871.

durable. Dès qu'on supprimait la médication par le chloral, les accidents reparaissaient pour céder de nouveau à l'action de ce médicament, dont l'influence sédative se trouvait ainsi démontrée. La guérison complète exigea près d'un mois. Les doses quotidiennes variaient de 6 à 12 grammes, administrées en potion (1).

A l'occasion de ce fait, une discussion s'engage à la Société de chirurgie (séance du 23 mars 1870). M. Desprès conteste au chloral des propriétés spécifiques pour combattre le tétanos, et déclare que, dans tous les cas, comme dans celui de M. Verneuil, la guérison arrive invariablement au bout d'un mois de traitement. Ce sont des cas de tétanos bénins, qui eussent guéri tout seuls sans médication. MM. Giraldès, Liégeois, Demarquay et Larrey prennent la parole et se montrent partisans du chloral pour guérir le tétanos (2).

A la séance suivante (30 mars 1870), M. Verneuil insiste sur la gravité des accidents dans le cas de tétanos pour lequel il a employé le chloral, et démontre que ce médicament a des propriétés anti-tétaniques. Il est l'antagoniste des actions réflexes, et réunit, suivant lui, les trois propriétés antagonistes des trois principaux groupes de symptômes du tétanos : l'excitation, la douleur et les spasmes (3). Toutefois, il ne parvient pas à convaincre M. Desprès.

M. Dubreuil donne lecture à la Société de chirurgie (séance du 27 avril 1870), en son nom et au nom de

---

(1) *Comptes-rendus de l'Académie des Sciences*, 14 mars 1870.

(2) *Union médicale*, numéro 48. — 1870.

(3) *Ibid.*, numéro 51. — 1870.

M. Onimus, d'une observation de tétanos traumatique traité et guéri par l'emploi du chloral, combiné avec les courants électriques continus (1).

M. Guyon (séance du 4 mai 1870), communique un cas de tétanos à forme chronique, traité sans succès par le chloral. Mais, malgré cet insuccès, il pense que, si le chloral n'est pas le remède spécifique et héroïque du tétanos, du moins il peut être un adjuvant utile dans le traitement de cette maladie, employé concurremment avec d'autres moyens, tels que les transpirations, les applications de courants électriques, etc. Dans cette même séance, M. Verneuil, au nom de M. Le Fort, fait connaître une autre observation de tétanos traité sans succès par le chloral. Néanmoins, il ressort de cette observation que le chloral exerce une influence manifeste sur la contracture des muscles extérieurs, mais beaucoup moindre sur la contracture des muscles respiratoires et du muscle cardiaque. De là l'insuccès du chloral dans le tétanos aigu et la nécessité de lui adjoindre les courants continus qui agissent sur l'appareil respiratoire.

Dans la séance suivante (séance du 11 mai 1870), M. Verneuil donne lecture, au nom de M. Dufour, de Lausanne, d'une observation de tétanos, traité avec succès par le chloral. Dans deux autres cas de tétanos, les malades ont succombé avant que le chloral administré concurremment avec d'autres médicaments ait eu le temps d'agir (2).

A la Société de chirurgie, deux autres faits sont encore communiqués (séance du 1er juin 1870), l'un

(1) *Union médicale*, 19 mai 1870.

(2) *Ibid.*, 21 mai 1870.

par M. Panas, l'autre par M. Izard, de Vincennes, d'insuccès du traitement du tétanos par le chloral.

L'observation de M. Panas a trait à un tétanos survenu neuf jours après une contusion du pied. On donne 6 grammes de chloral, seul d'abord, et le lendemain avec de la morphine, puis 8 grammes ; le malade succombe (1). Dans le cas cité par M. Izard, il s'agit d'un tétanos contracté à la suite d'un refroidissement, et survenu à la période décroissante d'une lymphangite. Le chloral fut administré à la dose de 6 à 8 grammes avec de l'opium, et le malade mourut (2).

M. Ballantyne a été plus heureux, et rapporte un cas de tétanos survenu chez un homme qui s'était enfoncé une épine à la base de l'ongle du pouce de la main gauche, et traité avec succès par le chloral à la dose de 8 à 10 grammes (3).

Le professeur Tombari, de Milan, a rapporté dans les *archives de la médecine vétérinaire italienne*, une observation ayant trait à un cheval de race crémonaise, âgé de cinq ans, atteint de tétanos traumatique, et pour lequel on avait inutilement mis en usage l'atropine, le camphre, la valériane. M. Tombari pensa alors à l'hydrate de chloral; le tétanos s'était montré depuis deux jours Le trismus était tel qu'on ne pouvait écarter les mâchoires et songer à faire avaler quoi que ce fût au malade. — On administra alors, par le rectum, et en deux fois, 10 grammes de chloral en solution dans deux litres d'eau distillée. Le premier lavement a été gardé pendant trois-quarts d'heure; il n'a produit que des effets insignifiants sur le système musculaire, dix minutes après, le pouls, qui était à 48, est descendu à 40. — Le deuxième lavement n'a été rejeté qu'au bout d'une heure; il a déterminé, au

(1) *Union médicale*, 18 juin 1870.

(2) *Ibid.*, 21 juin 1870.

(3) *Ibid.*, 5 juillet 1870.

bout de ce temps, un relâchement considérable des muscles, — des masséters notamment, — puisque l'animal put manger, avec beaucoup de lenteur, il est vrai, une poignée de foin qu'on lui présenta ; en même temps on remarqua une légère et passagère tendance à l'assoupissement. — Le lendemain, l'amélioration obtenue la veille ne s'étant pas maintenue, — ce qui n'est point étonnant pour quiconque connaît le tétanos, — on fit prendre de nouveau du chloral, mais, cette fois, en deux bols de 5 grammes chacun, administrés à deux heures d'intervalle. — Comme la première fois, l'animal s'assoupit, puis la respiration devint courte, irrégulière et précipitée ; le relâchement des muscles fut très-prononcé. Les jours suivants, on porta la dose de chloral à 16 grammes, donnée en deux fois, en même temps qu'on pratiquait sur les muscles énergiquement contractés des frictions avec une pommade au chloral. On obtint ainsi une amélioration très-notable, et finalement la guérison complète après quinze jours de traitement (1).

Tels sont les faits que nous avons pu recueillir, et qui nous serviront à asseoir notre opinion sur la valeur du chloral en chirurgie.

Les applications qui ont été faites en médecine sont beaucoup plus nombreuses et plus variées. Ainsi le chloral a été employé, pour la chorée, l'épilepsie, l'hystérie, la coqueluche, l'asthme, la toux, les névralgies, les coliques hépatiques et néphrétiques, le rhumatisme, la congestion méningo-spinale *a frigore*, les convulsions, l'excitation nerveuse, le delirium tremens, l'aliénation mentale, la rage, etc. Dans chacune de ces maladies, le chloral a donné des résultats variables, en sorte qu'il ne faudrait pas de prime abord, à la lecture d'une observation, conclure à l'effet favorable ou défavorable de ce médicament dans la maladie dont il s'agit.

---

(1) *Journal de médecine vétérinaire de Lyon*, page 171, année 1870.

Ainsi, tandis que M. Bricheteau (1) déclare que le chloral est le remède le plus prompt et le plus efficace à employer dans la chorée intense, M. Moutard-Martin communique à la Société de thérapeutique (séance du 17 novembre 1869) l'observation suivante qui est en désaccord complet avec cette opinion.

Une jeune fille de dix-huit ans, qui avait été atteinte de chorée pendant deux ans, fut guérie pendant deux mois, après lesquels se reproduisit une chorée hémiplégique gauche. Cette nouvelle forme de la maladie durait depuis cinq mois et donnait lieu à de fortes secousses, à de violents mouvements. Le chloral lui fut donné à assez hautes doses successivement à 3, puis 4, puis 5 grammes en trois jours, et le résultat fut nul quant à la chorée. Le sommeil se produisit, mais au réveil les mouvements reprenaient, quelques-uns même persistaient pendant le sommeil. Ce traitement fut cessé, et cinq jours après, alors que la chorée avait gardé toute son intensité, le brômure de potassium fut administré à la dose de 4 grammes le premier jour, et de 6 grammes le deuxième. Le troisième jour, les mouvements avaient presque disparu, et depuis quinze jours que la malade est en traitement, elle n'a présenté qu'un seul jour quelques mouvements dans le bras gauche, au moment de l'évolution menstruelle. Dans ce cas donc le chloral fut sans effets, et le brômure de potassium réussit (2).

M. Bouchut a vu dans quatre cas la chorée s'améliorer à un tel point sous l'influence du chloral, que l'on pouvait considérer les malades comme guéris (3).

Enfin M. James Russell a obtenu un succès semblable dans un cas de chorée survenu pendant une grossesse chez une femme de vingt-un ans (4).

---

(1) *Annuaire de thérapeutique* de Bouchardat, 1870.

(2) *Gazette médicale* de Paris, nº 14, 1870.

(3) *Gazette des hôpitaux*, 16 novembre 1869.

(4) *Med-Times and. gaz.* 8 janv. 1870.

On ne sait rien de précis sur l'action du chloral dans l'épilepsie et l'hystérie. M. Brusasco annonce pourtant qu'à l'École de Turin ce médicament a été employé avec succès dans l'épilepsie des chiens (1). Mais l'observation citée par M. Bricheteau n'est point en faveur de cette opinion, eu égard à l'homme. En effet sur une jeune fille atteinte d'épilepsie, symptômatique d'une lésion indéterminée du cerveau, ayant produit la névrite optique, le chloral a augmenté le nombre des attaques au lieu de les diminuer. Il n'y en avait jamais eu qu'une tous les huit jours, et le remède en produisit trois dans un seul jour. J'en cessai l'emploi, dit M. Bricheteau, et prescrivis le brômure de potassium qui fit merveille (2). Les résultats obtenus dans la coqueluche par M. Ferrand sont des plus concluants. — Chez trois enfants il a obtenu, au moyen du chloral à la dose de 75 centigrammes, la guérison de la maladie qui avait résisté aux vomitifs, au sirop diacode et même au chloroforme (3). M. Bricheteau pense qu'il ne faudrait pas donner le chloral dans l'insomnie des asthmatiques par maladie du cœur, car on pourrait craindre de paralyser la respiration déjà très-embarrassée (4).

M. le docteur Adans a fait usage du chloral dans un accès d'asthme d'une intensité inaccoutumée. Quelque temps auparavant le malade avait séjourné à l'hôpital de Brompton, où, en raison de la violence des accès, on l'avait chloroformisé à différentes reprises sans autre résultat qu'un soulagement passager. L'angoisse était

(1) *Journal de méd. vétérinaire* de Turin, 1870.

(2) *Annuaire* de Bouchardat, 1870.

(3) *Bulletin thérapeutique*, 1870.

(4) *Annuaire* de Bouchardat, 1870.

excessive quand M. Maxwelle le vit; il prescrivit 30 grains d'hydrate de chloral. — Quelques minutes s'étaient à peine écoulées, que la respiration avait repris son rhythme habituel. Au bout de vingt minutes le malade s'endormit pour ne se réveiller qu'après huit heures (1).

M. Pidoux rapporte le fait d'une malade tuberculeuse chez laquelle la toux avait une forme asthmatique; le chloral ne produisit aucune amélioration (2).

M. Legroux a constaté que le chloral à la dose de 50 centigrammes à 1 gramme procure du sommeil aux phthisiques et ralentit le pouls (3).

Dans un cas de bronchite congestive avec orthopnée et expectoration légèrement sanguinolente, le professeur Simpson et le docteur Taylor obtinrent avec 20 grains de chloral un sommeil réparateur qui se prolongea durant plus de douze heures (4).

M. Cadet-Gassicourt a administré 2 grammes de chloral à une femme nerveuse affectée de douleurs névralgiques. Le sommeil arrivé après quelques minutes a duré cinq heures, mais l'auteur ne dit pas si la malade a été guérie de ses douleurs névralgiques. Quoi qu'il en soit, M. Pidoux donne la même dose de chloral à un homme atteint d'une vive céphalée. Le malade s'endort, mais il s'éveille avec la douleur. Il obtint le même résultat dans un autre cas où il s'agissait de violentes douleurs cérébrales dues à une tumeur cérébrale.

---

(1) *Note sur le chloral*, Davreux. Liége, 1870.

(2) *Gazette médicale* de Paris, nº 14, 1870.

(3) *Ibid.*, 14 mai 1870.

(4) *Medical Times*, 1er janvier 1870.

M. Namias présente une note à l'Académie des Sciences (séance du 13 décembre 1869), dans laquelle il dit avoir obtenu de bons effets du chloral dans un cas de névralgie sus-orbitaire et dans différents cas d'hyperesthésie à la poitrine chez des phthisiques, employé à la dose de 1 gramme en injection sous-cutanée. M. Archambault annonce aussi à la Société de thérapeutique (séance du 7 janvier 1870) qu'il a administré 2 grammes 50 de chloral en lavement, à une dame souffrant de douleurs atroces provoquées par un *zona*. Le sommeil est survenu dix minutes après et a duré de six à sept heures; au réveil la malade se sentait soulagée (1).

Le chloral semble particulièrement indiqué, d'après M. Liebreich, contre les calculs biliaires, non-seulement parce qu'il calme la douleur, mais surtout parce que le chloroforme auquel il donne naissance dans le sang, peut déterminer la dissolution des concrétions hépatiques beaucoup plus vite que le chloroforme administré par les voies digestives qui ne parvient que lentement à les attaquer.

Dans une discussion qui eut lieu à la Société des Sciences médicales de Lyon en 1870, M. Icard dit avoir vu administrer le chloral à la dose de 2 grammes à prendre en une heure, dans un cas où l'on avait affaire, selon toutes probabilités, à des coliques hépatiques. Le calme obtenu fut peu appréciable. Le chloral a été également recommandé contre les coliques néphrétiques, et dans les deux cas suivants il a donné de bons résultats.

Le premier fait est tiré de la pratique de M. Bouchut,

(1) *Gazette médicale*, de Paris, 14 mai 1870.

et montre que 3 grammes de chloral ont suffi pour faire cesser une colique néphrétique dans l'espace de trente-cinq minutes. Le second fait a été signalé par M. Sérullaz dans la discussion soulevée à la Société des Sciences médicales de Lyon. Dans ce cas il s'agit d'une malade atteinte de coliques néphrétiques, à laquelle on ordonne 2 grammes de chloral; à la première cuillerée elle s'endort (1).

On a conseillé l'usage du chloral dans le rhumatisme, les douleurs du cancer et la dysménorrhée membraneuse. M. Namias qui l'a employé en injection sous-cutanée à la dose d'un gramme, a obtenu de bons effets dans des cas de rhumatismes musculaires.

A la Société de thérapeutique (séance du 17 décembre 1869) on donne lecture d'un travail de M. Desnos, ayant pour titre : *Observation de congestion méningo-spinale a frigore*, contracture douloureuse des muscles postérieurs du cou, du tronc, des membres inférieurs, accélération considérable des battements du cœur, en dehors de tout état fébrile, par le fait de l'irritation de la moëlle; guérison des contractures du cou et du tronc par des émissions sanguines locales. Persistance de la contracture des muscles des membres inférieurs; guérison de celle-ci par le chloral administré en deux potions, l'une avec 5 grammes, l'autre avec 4 grammes à quatre jours d'intervalle.

On sait fort peu de chose sur l'action du chloral contre les convulsions des enfants. M. Sérullaz a cité à la Société des Sciences médicales de Lyon, l'observation d'un enfant atteint de convulsions qui ayant pris 2 gr.

(1) *Mémoires et Comptes-rendus de la Société des Sciences médicales de Lyon*, 1870.

de chloral dans la journée, eut un calme parfait après l'absorption des deux tiers de la potion. Toutefois il mourut le lendemain.

M. Demarquay a donné le chloral à un individu affligé d'une incontinence d'urine et en proie à une excitation nerveuse qui le privait absolument de sommeil; il y avait plus d'un mois qu'il n'avait pas dormi. L'opium augmentait cette excitation au lieu de la calmer. Séance tenante il fit administrer 3 grammes de chloral dans une potion, ce qui produisit un commencement de sédation; mais il a fallu augmenter la dose de chloral jusqu'à 9 grammes pour produire les effets hypnotiques. Lorsque le malade a eu pris les 9 grammes de chloral, il est tombé dans un sommeil profond, qui a duré tout le reste de la journée et de la nuit. Il s'est réveillé le lendemain matin, dans un état beaucoup plus calme. Le chloral a été continué à des doses moyennes. M. Liebreich a insisté sur les faits de ce genre en disant : La morphine est impuissante dans des cas d'agrypnie; le chloral, au contraire, est très-efficace, et il ajoute aussi que, lorsqu'il s'agit d'obtenir un effet immédiat, comme cela est souvent nécessaire dans le *delirium tremens*, aucune substance médicale n'est capable de lutter avec le chloral.

M. Jastrowitz partage l'opinion de M. Liebreich, et déclare que, dans tous les cas d'alcoolisme, le chloral s'est montré un remède souverain. Huit fois sur dix le délire s'est compliqué de convulsions, circonstance réputée grave. On a alors débuté par 4 grammes, et ceci, chez deux malades, ne suffisant pas, on est immédiatement monté à 5 et 6 grammes. Un ébrieux prit en deux doses 12 grammes, un autre la même quantité en une fois; un troisième, atteint pour la cinquième fois, ingéra 22 grammes en moins d'un jour. Une prise de 6 grammes fut rejetée.

M. Davreux cite également un fait de *delirium tremens*, dans lequel on obtint un sommeil de trois heures et demie au moyen de 4 grammes de chloral, alors que tout avait été essayé en vain.

C'est encore M. Liebreich qui, non-seulement le premier a proposé d'employer le chloral chez les aliénés, mais encore en a fait sur eux l'application. Des faits qu'il a observés il résulte que, pour ce genre de maladie, il faut des doses plus élevées que pour des malades dont l'intelligence est saine. Toutefois, les doses doivent varier suivant les genres de folies.

M. Candèze, médecin de la maison de santé d'Ans et Glain, a eu beaucoup à se louer du chloral pour combattre l'insomnie des monomaniaques, mais il n'a pas remarqué que cet agent eût la moindre influence sur le trouble mental lui-même (1).

M. Semal, médecin d'un établissement d'aliénés à Mons, pense aussi que le chloral, administré à la dose de 2 à 3 grammes en une fois, est non-seulement d'un secours efficace pour provoquer le calme chez les aliénés, dont l'agitation et l'insomnie sont les principaux symptômes par lesquels se manifeste leur maladie, mais encore il estime que, dans la cure des maladies mentales, pour prévenir ou enrayer le retour des accès périodiques, il sera tout-puissant en l'employant à doses réfractées (2).

M. Liebreich croit également que, donné en petite

---

(1) *Notes sur les propriétés du chloral*, par M. Davreux. — Liége, 1870.

(2) *Loc. cit. Davreux.*

quantité, d'heure en heure, le chloral peut agir comme calmant, surtout chez les aliénés surexcités.

Des recherches de M. Jastrowitz, il résulte que, dans la mélancolie, l'état moral, loin de s'amender, s'aggrave, et que chez les maniaques les petites doses causent de l'excitation, tandis que les doses plus fortes procurent le sommeil.

Les propriétés sédatives et l'action hypnotique, si puissantes du chloral, ont fait penser que ce médicament pourrait peut-être déterminer d'heureux résultats pour le traitement de la rage, c'est-à-dire d'une maladie dans laquelle l'organisme est dans un état de surexcitation extrême. — Partant de cette idée, l'un de nous, le 18 janvier 1870, l'a administré à un chien enragé, et en a donné la relation suivante :

L'animal, sujet de cette observation, était un chien de garde de grande taille, fort et vigoureux. Dès qu'il entendait du bruit ou qu'il apercevait quelqu'un dans le chenil il hurlait avec rage; aussitôt qu'on s'approchait il s'élançait vers la porte de sa loge, et en mordait les barreaux avec une fureur extrême. En un mot, ce malheureux animal présentait à un haut degré les symptômes caractéristiques de la rage.

Après l'avoir saisi et fixé solidement, j'injectai dans le tissu conjonctif sous-cutané de la région des côtes 6 grammes d'hydrate de chloral, dissous dans 40 grammes d'eau distillée. Cette opération a parfaitement réussi ; je n'ai eu à regretter aucun accident, aucune perte de liquide injecté.

Les effets du chloral se sont manifestés une demi-heure après l'injection hypodermique ; toutefois, ils étaient peu prononcés. Ainsi, à part un peu d'irrégularité dans la locomotion, qui était devenue titubante, on ne constatait aucun autre effet parmi ceux que détermine le chloral administré à des chiens en santé ; les symptômes si effrayants de la rage n'étaient nullement atténués. Une heure après, léger assoupissement, qui cesse immédiatement pour peu qu'on excite l'animal. — Pendant toute la journée, dès qu'on s'approche de la loge dans laquelle l'animal est enfermé, il s'élance précipitamment vers la porte, hurle avec fureur et mord énergiquement les corps qui sont à sa portée. Vers le soir, pourtant, affaibli autant peut-être par les effets convulsifs de la terrible maladie dont il est atteint que calmé par l'action du chloral, l'animal est plongé dans un état de torpeur des plus prononcés, et semble indifférent à tout ce qui se passe autour de lui. C'est en vain qu'on l'excite, il n'aboie plus ; il ne fait aucun mouvement et meurt sans convulsions, onze heures après l'administration du chloral. L'autopsie, pratiquée le lendemain matin, a montré, outre les lésions ordinaires de la rage, — notamment des ulcérations linguales, — une coloration très-foncée du sang, qui est noir, poisseux, tachant fortement les doigts. Ici encore ce liquide n'exhalait aucune odeur. Mais le tissu conjonctif, vers le point où l'injection avait été pratiquée, est brunâtre, gangrené.

On le voit, l'hydrate de chloral, pas plus que les innombrables médicaments essayés contre la rage, ne guérit cette terrible maladie. Il n'en atténue même pas les symptômes, autant du moins qu'il est permis de conclure d'un seul fait (1).

Le chloral a trouvé plusieurs applications en obstétrique. M. Bricheteau et d'autres l'ont conseillé pour calmer les douleurs de l'accouchement naturel et faciliter les opérations obstétricales. M. More Madden fait un grand usage du chloral dans son service de femmes en couches à l'hôpital Rotunda, de Dublin. Dans trois cas de rigidité du col retardant le travail, dont deux chez de jeunes primipares, M. Madden donna le chloral dans le but de calmer l'énergie des contractions et en procurant le sommeil de donner le temps à la dilatation de s'effectuer. C'est ce qui eut lieu dans le premier

(1) Observation lue à la Société de médecine de Lyon (janvier 1870).

cas, après un intervalle de huit heures et après avoir employé 4 grammes de chloral en deux fois. (1).

On connaît déjà plusieurs cas d'éclampsie puerpérale, dans lesquels le chloral a produit d'excellents résultats. Ainsi, M. Demarquay présente à la Société de chirurgie (séance du 23 mars 1870), au nom de M. le docteur X..., de Bapaume, une observation d'éclampsie puerpérale, guérie par l'emploi du chloral. Tous les moyens ordinaires ayant échoué, on eut recours au chloral, que l'on administra à la dose de 8 grammes dans une potion ; 4 grammes furent d'abord pris par la malade, et n'amenèrent aucune modification appréciable de son état: on continua néanmoins l'administration du remède, et lorsqu'on fut arrivé à 6 gr., la malade tomba dans un profond et paisible sommeil, qui dura douze heures. Après son réveil, elle eut encore quelques petites attaques, qui furent également combattues avec succès au moyen du chloral, si bien que la malade a complètement et définitivement guéri.

A cette occasion, M. Verneuil déclare qu'il connaît trois cas d'éclampsie puerpérale guéris par le chloral, comme dans les cas ci-dessus. Le professeur Martin, se trouvant en présence d'une éclampsie puerpérale, qui avait déjà donné lieu à quatre accès convulsifs, administre 2 grammes d'hydrate de chloral en lavement, et répète cette dose au bout d'une heure; la femme s'endort et le mal est vaincu (2).

Telles sont les diverses applications du chloral qui ont été faites jusqu'à ce jour, et les résultats qu'elles ont donnés.

---

(1) M. Davreux. Loc. cit.

(2) M. Davreux. Loc. cit.

§ II. — Observations personnelles.

Emploi du Chloral contre les douleurs localisées.

Obs. I. — *Tumeur blanche du coude droit, s'accompagnant de douleurs intenses et d'insomnie. — Persistance des douleurs malgré l'emploi de vésicatoires, de la morphine et du chloral à l'intérieur. — Soulagement prompt et durable par l'application du chloral sur les plaies.*

Léonie V...., âgée de 17 ans, d'un tempérament scrofuleux, est affectée à la fois d'adénites suppurées du cou et d'une tumeur blanche du coude droit. Cette articulation est volumineuse, déformée et la tuméfaction s'étend jusque sur l'avant-bras. La peau est rouge, amincie et violacée en certains points. Au toucher, qui d'ailleurs est très-douloureux, on sent des points ramollis, fongueux, mais pas de véritable fluctuation. Le moindre mouvement articulaire provoque des douleurs intenses et, de plus, l'articulation est le siége d'élancements qui privent la malade du sommeil et lui arrachent même des larmes.

C'est en vain que pour calmer les douleurs, on fait usage de cataplasmes de farine de lin, de la pommade mercurielle belladonée, on pratique deux incisions et on applique deux vésicatoires sur l'articulation, l'un, le 30 mai 1871 et l'autre, le 6 juin. En même temps que ce second vésicatoire, on fait prendre chaque jour une potion avec 2 grammes de chloral, et le 9 juin on porte la dose de ce médicament à 3 grammes.

16 juin. — Les douleurs persistent avec la même intensité, on applique un nouveau vésicatoire et on continue l'usage du chloral à la dose de 3 grammes.

27 juin.— La souffrance n'a été diminuée ni par le vésicatoire, ni par le chloral qui détermine seulement un peu de somnolence. On supprime ce médicament et on applique un petit vésicatoire que l'on panse pendant deux jours de suite, matin et soir, avec deux centigrammes de chlorhydrate de morphine, mais sans obtenir le moindre soulagement.

4 juillet. — L'état de la malade est toujours le même. Elle

garde le lit, veut à peine se laisser examiner, tant elle redoute qu'on la touche et ne peut faire le moindre mouvement sans éprouver de vives souffrances. Depuis plusieurs jours, elle ne repose pas la nuit et a perdu l'appétit. La tuméfaction de l'articulation est toujours considérable et les deux plaies produites par les incisions ne donnent issue qu'à de la sérosité purulente.

Espérant que le chloral sera absorbé par la plaie et produira alors une sédation locale, nous appliquons un gramme de cette substance dans une des plaies, en la recouvrant ensuite d'un morceau de diachylon. A peine le chloral est-il appliqué que la malade éprouve une sensation de cuisson plus vive que celle que produit la morphine et qui dure deux heures environ, mais immédiatement après, les douleurs articulaires diminuent à un tel point que la malade passe une bonne nuit.

5 juillet. — La malade n'éprouve plus d'élancements et ne souffre que lorsqu'elle remue le bras. La plaie sur laquelle le chloral a été déposé est recouverte d'une eschare grisâtre, molle, humide et d'un millimètre d'épaisseur. — Nous appliquons un gramme de chloral sur l'autre plaie.

Cette seconde application est aussi douloureuse que la première et le chloral produit également une eschare à la surface de la plaie. Quant au soulagement, il l'augmente d'une manière sensible. Le bras est moins lourd, par suite de la diminution de l'engorgement de l'articulation et, de plus, la malade peut le soulever ou lui imprimer des mouvements assez étendus sans éprouver de la douleur. En outre, elle a recouvré le sommeil et un peu d'appétit.

6 juillet. — Nouvelle application d'un gramme de chloral sur la première plaie dont l'eschare s'est détachée.

Cette application est moins douloureuse que les autres et complète le soulagement, en sorte que la malade n'éprouve plus de souffrances que dans les mouvements brusques ou étendus de l'articulation. Elle se lève et mange avec appétit.

A partir de ce moment, nous suspendons l'usage du chloral, mais nous continuons à observer la malade et nous pouvons nous convaincre de la persistance des effets obtenus au moyen de son emploi en applications locales.

Obs. II. — *Tumeur blanche du pied. — Douleurs vives. — Applications de chloral dans les trajets fistuleux. — Suppression de la douleur.*

André P...., âgé de 14 ans, est atteint de diverses lésions scrofuleuses et en particulier d'une tumeur blanche du pied droit qui non-seulement fournit une suppuration abondante, mais encore est le siége de douleurs vives. Les moindres mouvements imprimés au pied sont douloureux, et la douleur s'irradie le long des muscles antérieurs de la jambe. La souffrance est telle que le malade garde le lit depuis plusieurs mois et nous demande à plusieurs reprises à être amputé.

8 juillet 1871. — Nous introduisons un gramme de chloral dans un des trajets fistuleux du pied. Cette application détermine une douleur qui dure dix minutes environ et une légère somnolence pendant deux heures.

Le lendemain, nous constatons à l'orifice de la fistule, dans laquelle le chloral a été introduit, une eschare grise, molle et, tout autour, une série de phlyctènes produites sur la peau par le liquide qui s'est écoulé de la plaie. Quant à la douleur, elle a diminué d'une manière notable. Ainsi, les mouvements du pied sont moins douloureux et ne déterminent plus de douleur le long de la jambe.

Cette amélioration persiste les jours suivants ; néanmoins, le 12 juillet nous déposons un gramme de chloral dans un autre trajet fistuleux, au niveau duquel la pression est douloureuse.

De même que la première fois, la douleur produite par le chloral a été de courte durée et le malade a eu seulement un peu de somnolence. La plaie fistuleuse est recouverte d'une eschare grise et, tout au tour, des phlyctènes se sont développées par suite de l'action du liquide qui s'en est écoulé. Le pied semble avoir diminué de volume et n'est plus douloureux au toucher.

22 juillet. — Encouragé par ce résultat, nous appliquons encore un gramme de chloral dans une des plaies du pied. Cette application est faite à dix heures du matin. A onze heures et demie, la sensibilité cutanée est émoussée au point que l'on peut enfoncer une épingle à plusieurs millimètres de profondeur dans les deux bras, sans éveiller de la douleur. A trois heures du soir,

le malade est dans un état de somnolence, mais il ne dort pas complètement. Dans la soirée, la sensibilité est diminuée, sur le pied malade, en sorte qu'une épingle enfoncée à un millimètre détermine peu de douleur, tandis que sur le pied sain et sur les bras, la sensibilité est vive. Le lendemain, le malade accuse un grand soulagement et il est heureux de pouvoir appuyer le pied sur le sol, ce qui lui permet de se lever

Cette amélioration ne fait qu'augmenter les jours suivants et l'on peut affirmer que dans ce cas, le chloral en applications locales, a produit un excellent résultat.

Obs. III. — *Arthrite tibio-tarsienne suppurée. — Mouvements du pied très-douloureux. — Applications de chloral dans les trajets fistuleux. — Suppression de la douleur.*

Marie M...., âgée de 16 ans, est affectée d'une arthrite tibio-tarsienne gauche consécutive à une entorse. En avant de la malléole externe, il existe une ulcération fongueuse. Au-dessous et en avant de la malléole interne, on remarque une bosselure au niveau de laquelle, la peau est violacée, tendue et amincie. En ce point la fluctuation est manifeste. Le pied est fléchi, la malade ne peut l'étendre et lorsqu'on cherche à le mettre à angle droit, on provoque des douleurs tellement vives que la jeune fille pousse des cris.

11 juillet 1871. — Application d'un gramme de chloral dans une des plaies.

12 juillet. — La douleur produite par le chloral a duré une heure. La plaie sur laquelle il a été appliqué est recouverte d'une eschare grise, molle, d'un millimètre d'épaisseur et le liquide qui s'en est écoulé a produit le développement de plusieurs phlyctènes sous le diachylon qui la recouvrait. La tuméfaction du pied a sensiblement diminué. La malade supporte quelques mouvements. Application d'un gramme de chloral dans un trajet fistuleux qui s'est formé par suite de l'ouverture spontanée de l'abcès situé en avant de la malléole interne.

13 juillet. — La douleur produite par le chloral a duré comme la première fois une heure environ. Production également d'une eschare à l'orifice du trajet fistuleux et de quelques phlyctènes tout autour. Les mouvements du pied sont de moins en moins douloureux.

17 juillet. — Nouvelle application d'un gramme de chloral dans la première place dont l'eschare s'est détachée.

13 juillet. — La douleur déterminée par le chloral a duré une demi-heure environ et a été peu intense. Production d'une eschare et de phlyctènes comme précédemment. Les mouvements du pied se font à peu près sans douleur et on le met à volonté dans l'extension.

27 juillet. — Par suite d'une ulcération qui s'est produite au niveau de l'insertion du tendon d'Achille, l'extension est redevenue douloureuse.

Application d'un gramme de chloral sur cette ulcération.

28 juillet. — La douleur occasionnée par le chloral a duré une heure et demie environ. La plaie est recouverte d'une eschare, mais il n'y a pas de phlyctènes dans le voisinage. L'extension du pied n'est plus douloureuse.

Afin de pouvoir suivre le résultat de cette amélioration, on se contente pendant plusieurs jours de placer le pied dans une gouttière et de faire un pansement compressif avec des bandelettes de diachylon. On se convainc ainsi que les effets obtenus sont durables, car même après la suppression de l'emploi du chloral, les mouvements du pied ne sont plus douloureux.

Obs. IV. — *Nécrose de l'humérus droit. — Douleur vive au niveau de la paroi antérieure de l'aisselle, rendant impossible les mouvements du bras. — Injection de chloral par la méthode hypodermique. — Insuccès. — Application de ce médicament par la méthode endermique. — Suppression de la douleur.*

Marie B...., âgée de douze ans, atteinte d'une nécrose de l'humérus droit, éprouve au niveau de la paroi antérieure de l'aisselle de ce côté, une douleur qui se manifeste soit à la pression, soit sous l'influence du moindre mouvement du bras, en sorte qu'elle le tient constamment dans la plus grande immobilité.

18 juillet 1871. — Injection hypodermique d'un gramme de chloral dissous dans 2 grammes d'eau, pratiquée au niveau de la partie douloureuse.

19 juillet. — Le chloral a produit une cuisson qui a duré toute la journée, mais point de somnolence. Pas de rougeur de la peau,

un peu d'empâtement inflammatoire au niveau de l'injection. Absence de modifications appréciables dans la douleur.

20 juillet. — On sent encore une induration légère dans le point où l'on a fait l'injection. Les mouvements du bras sont un peu moins douloureux, mais la malade ne peut supporter la moindre pression sur la paroi axillaire.

Application d'une mouche de Milan au voisinage de l'injection.

21 juillet. — La peau de la paroi axillaire est hyperesthésiée. On enlève la mouche de Milan ainsi que l'épiderme soulevé par la sérosité et l'on dépose sur la plaie un gramme de chloral.

22 juillet. — La malade a éprouvé pendant trois heures une sensation de brûlure, mais pas la plus légère somnolence et le moindre malaise.

L'hyperesthésie de la peau a diminué d'une manière sensible et les mouvements du bras se font déjà dans une grande étendue et sans douleur.

A la surface de la plaie, le chloral a produit une eschare grise, molle, humide, d'un millimètre d'épaisseur et ressemblant à une couche diphthéritique. La sérosité qui s'est écoulée de la plaie a déterminé la formation de quelques phlyctènes dans le voisinage.

24 juillet. — La pression de la paroi axillaire n'est plus douloureuse et les mouvements du bras ne réveillent eux-mêmes aucune douleur, Pour nous prouver qu'elle ne souffre plus, la malade nous montre qu'elle peut avec la main droite faire le signe de la croix, ce qui lui était impossible auparavant.

29 juillet. — Persistance de la suppression de la douleur. Ce fait prouve d'une manière évidente non-seulement l'efficacité du chloral administré par la méthode endermique, mais encore la supériorité de cette méthode sur les injections hypodermiques pour l'administration de ce médicament.

Obs. V. — *Douleur localisée du genou, traitée sans succès par la teinture d'iode, les vésicatoires, les douches de vapeur, le chloral en injection hypodermique et guérie par ce dernier médicament, administré par la méthode endermique.*

P...., âgé de treize ans et demi, a conservé à la suite d'une hydarthrose du genou gauche une douleur localisée en un point situé à deux centimètres du bord externe de la rotule.

A ce niveau, on sent une petite tumeur, du volume d'une amande, adhérente à sa base qui est large, et sur laquelle la peau glisse librement. Cette tumeur est très-douloureuse au toucher et gêne les mouvements du genou.

Du 6 mai 1871 au 12 juillet, on a recours successivement à la teinture d'iode, aux bains sulfureux, aux douches de vapeur et à l'application de quatre vésicatoires, mais malgré ces divers moyens, la douleur persiste.

25 juillet. — Nous faisons une injection sous-cutanée d'un gramme de chloral, dissous dans 2 grammes d'eau, au niveau du siége de la douleur. La piqûre du trocart est très-douloureuse.

27 juillet. L'injection a produit une cuisson de courte durée et un sommeil d'une heure dans la journée. Elle n'a pas déterminé d'inflammation du tissu cellulaire, ni modifié la douleur.

28 juillet. — Encouragés par le fait précédent, nous appliquons sur le point douloureux une mouche de Milan.

29 juillet. — A neuf heures du matin, on enlève la mouche de Milan ainsi que l'épiderme et l'on applique sur la plaie un gramme de chloral. — T. 37° 2; P. 80.

A dix heures, la cuisson commence à diminuer. Légère somnolence. Persistance de la sensibilité. — T. 37° 2; P. 80.

A une heure et demie du soir, la sensibilité cutanée et celle de la conjonctive sont manifestement émoussées, tandis que celle de la muqueuse nasale est intacte. Pas de sommeil. — T. 37°.

A trois heures, T. 37°, 2 et à cinq heures, T. 37°, 6.

30 juillet. — Le chloral a produit, comme dans le cas précédent, une eschare à la surface de la plaie. Pas d'inflammation périphérique, ni de production de phlyctènes, les parties environnantes ayant été protégées au moyen du diachylon. La douleur du genou est moins vive à la pression.

2 août. — La plaie est incomplètement cicatrisée et néanmoins la pression exercée, à ce niveau, est à peine sensible.

4 août. — La plaie est à peu près cicatrisée. La pression au niveau du point douloureux, ne réveille plus de douleur. Ce fait non-seulement met en évidence l'efficacité du chloral employé par la méthode endermique, mais encore il démontre que cette efficacité appartient bien réellement au chloral et ne saurait être attribuée à l'action de la mouche de Milan que l'on applique tout d'abord pour soulever l'épiderme, puisque ce malade avait eu,

antérieurement, quatre vésicatoires et n'en avait retiré aucun soulagement.

Obs. VI. — *Arthrite du coude droit. — Douleur intense au-dessous de la tête du radius. — Application de chloral par la méthode endermique. — Soulagement immédiat.*

Séraphine T...., âgée de vingt ans, a eu, il y a plusieurs années, une ostéite de l'olécrâne droit dont elle était parfaitement guérie, lorsque, il y a quinze jours, il lui est survenu, sans cause appréciable, une douleur excessivement vive au-dessous de la tête du radius. Cette douleur s'irradie le long de l'avant-bras jusque dans les doigts, gêne les mouvements de l'articulation du coude, fait éprouver à la malade une sensation de pesanteur dans le bras et détermine l'insomnie.

1er août 1871. — Application d'une mouche de Milan sur le siége de la douleur.

2 août. — La mouche a produit un soulagement léger, en sorte que la malade trouve que les mouvements du coude sont plus libres, mais en pressant sur le point douloureux, on détermine toujours une douleur très-vive. On enlève la mouche et on fait un pansement avec un gramme de chloral, à huit heures vingt minutes du matin. La cuisson occasionnée par le chloral est peu intense. A huit heures quarante minutes, la sensibilité est légèrement émoussée sur toute la surface du corps, mais plus particulièrement au niveau du coude où le chloral a été appliqué. La conjonctive est peu sensible, la sensibilité de la muqueuse nasale paraît intacte.

A midi et demi, sommeil d'une heure, diminution de la sensibilité cutanée, bien manifeste et plus marquée au niveau du coude. La sensibilité de la conjonctive a disparu surtout à la périphérie de l'œil, tandis que celle de la muqueuse nasale persiste.

3 août. — A la surface de la plaie, formation d'une eschare grisâtre d'un millimètre à peine d'épaisseur. Pas d'inflammation dans le voisinage. La sensibilité cutanée et celle de la conjonctive sont revenues à l'état normal. Quant à la douleur, pour laquelle on a fait usage du chloral, elle a diminué d'une manière notable.

4 août. — La douleur persistant encore et la malade n'ayant pas recouvré le sommeil, nous déposons de nouveau sur la plaie un gramme de chloral.

5 août. — La cuisson produite par le chloral a duré cinq minutes envion. Pendant la journée, la malade a été seulement somnolente, mais toute la nuit, elle a pu dormir, ce qui ne lui était pas arrivé depuis quatorze nuits, à cause de la souffrance. Ce matin, la douleur est peu intense et ne s'irradie plus le long de l'avant-bras.

Nouvelle application d'un gramme de chloral sur la plaie.

7 août. — La douleur a complètement disparu et une pression même assez forte ne la réveille point.

En résumé, ces observations non-seulement mettent en évidence l'action sédative locale du chloral, lorsqu'il est absorbé par les plaies ou par la méthode endermique, mais encore elles démontrent que cette action est capable de calmer et de supprimer les douleurs qui ont pour siége les parties sur lesquelles il est appliqué.

Emploi du Chloral contre la toux de la rougeole.

Obs. VII. — Pierrette L..., âgée de sept ans, est atteinte de la rougeole, le 4 avril 1870. L'éruption cutanée se manifeste dans la journée, n'ayant été précédée que de quelques coliques dans la matinée et d'un peu d'embarras gastrique les jours précédents. Le soir, il existe un peu de larmoiement, mais peu de toux. Pouls 150, température 39°,8.

5 avril. — L'éruption s'est généralisée; la toux est devenue intense. Pouls 120, température 38°,8. — Infusion de violettes et de bourrache.

℞		
	Julep gommeux	60 gr.
	Chloral	» 30 c.
	Sirop de capillaire	30 gr.

(Soir), pouls 120, température 38°,6.

6 avril. — La toux a diminué d'intensité. Pouls 96, température 37°,4.

(Soir), pouls 96, température 37°.

7 avril. — La toux continue à diminuer d'intensité. Pouls 102, température 37°.

9 avril. — La toux est à peu près nulle. L'enfant n'a pas de fièvre, mange avec appétit et est considérée comme guérie. L'éruption a disparu et quelques points seulement de la face présentent une desquamation furfuracée. — On supprime le chloral.

20 avril. — On a observé la malade jusqu'à ce jour, la guérison ne s'est pas démentie un seul instant.

Obs. VIII. — Marie V..., âgée de 18 ans, accuse, dans la matinée du 5 avril 1870, de la toux et des nausées ; dans la journée, on constate sur la face une éruption de rougeole.

6 avril. — L'éruption est pâle, mais généralisée. La malade a eu un épistaxis. La toux est intense au point de produire l'innie et à l'auscultation on entend des râles sibilants disséminés dans les deux poumons.

(Matin), pouls 96, température 38°,2. — Infusions de fleurs de violette et de bourrache.

℞	Julep gommeux	60 gr.
	Chloral	» 50 c.
	Sirop de capillaire	30

(Soir), pouls 96, température 38°,2.

7 avril. — La toux persiste avec la même intensité. Pouls 92, température 37°,4.

℞	Julep gommeux	60 gr.
	Chloral	1
	Sirop de capillaire	30

8 avril. — La toux est un peu moins intense, mais à la base des deux poumons, on entend des râles sous-crépitants.

(Matin), pouls 90, température 37°,4.

(Soir), pouls 90, température 37°,4.

9 avril. — La toux a diminué d'une manière sensible. Pouls 84.

11 avril. — La toux est légère. Il n'existe plus de râles sous-crépitants. Absence complète de fièvre.

13 avril. — La toux ayant complètement cessé, on suspend l'usage du chloral. L'état général de la malade ne laisse rien à désirer.

19 avril. — Gonflement et rougeur érysipélateuse du nez, accompagnés d'un peu d'embarras gastrique.

Eau de Sedlitz. — Potion avec :

℞	Eau	60 gr.
	Solution de perchlorure de fer	X goutt.
	Sirop de limon	30 gr.

Pommade avec :

℞	Axonge	20 gr.
	Sulfate de fer	2

20 avril. — L'érysipèle s'étend un peu sur les joues, mais les jours suivants, il ne fait pas de progrès et, le 25 avril, il n'existe plus ni gonflement, ni rougeur de la face. A partir de ce moment la guérison est complète.

Obs. IX. — Benoite R..., âgée de dix ans, présente, le 14 avril 1870, une éruption de rougeole qui se déclare sans prodrômes.

(Matin), pouls 108, température 37°,6.

(Soir), pouls 138, température 41°.

15 avril. — L'enfant a une toux fréquente. A l'auscultation on perçoit des râles muqueux à la base des poumons et quelques râles sibilants disséminés.

(Matin), pouls 108, température 38°,4. — Infusions de fleurs de violette et de bourrache.

℞	Julep gommeux	60 gr.
	Chloral	» 50 c.
	Sirop simple	30 gr.

(Soir), pouls 120, température 39°,4. Outre la toux, il existe quelques soubresauts de tendons.

16 avril. — La toux semble avoir diminué de fréquence et les soubresauts ont complètement cessé. Pouls 84, température 38°,4.

18 avril. — L'état général va en s'améliorant chaque jour. La toux est peu fréquente.

(Matin), Pouls 74, un peu irrégulier. On diminue la dose de chloral, soit par suite de la diminution de la toux, soit à cause de l'irrégularité du pouls.

℞	Julep gommeux..................	60 gr.
	Chloral.........................	» 30 c.
	Sirop simple....................	30 gr.

(Soir), pouls 66, toujours un peu irrégulier, température 37°

19 avril. — Pouls 76, température 36°,6.

20 avril. — Pouls 80, avec persistance de l'irrégularité. La toux est très-rare. L'enfant est en pleine convalescence.

23 avril. — Guérison complète.

Obs. X. — Claudine P..., âgée de dix ans, est atteinte, le 15 avril 1870, d'une éruption de rougeole sans prodrômes.

(Soir), pouls 150, température 39°,6.

16 avril. — Cette enfant accuse de la céphalalgie et de l'angine. En outre, il existe une bronchite assez intense avec coryza et larmoiement.

(Matin), pouls 140.

℞	Julep gommeux..................	60 gr.
	Chloral.........................	» 60 c.
	Sirop simple....................	30 gr.

(Soir), pouls 114, température 33°,2.

17 avril. — Les symptômes catarrhaux ont diminué d'une manière sensible. Pouls 96, température 37°,2.

18 avril. — L'amélioration continue.

(Matin), pouls 88, température 27°.

(Soir), pouls 96, température 37°,2.

19 avril. — La toux est très-légère. On ne perçoit aucun râle à l'auscultation. En conséquence, on diminue la dose de chloral.

℞	Julep gommeux..................	60 gr.
	Chloral.........................	» 30 c.
	Sirop simple....................	30 gr.

21 avril. — Guérison complète.

Obs. XI. — Claudine G..., âgée de huit ans, présente, le 19 avril 1870, une éruption de rougeole, s'accompagnant d'une toux sèche et fréquente. (Matin), température 38°,4. — Infusions de feuilles de violette et de bourrache.

℞ Julep gommeux	60 gr.
Chloral	» 50 c.
Sirop simple	30 gr.

(Soir), soubresauts de tendons. Pouls 162, température 40°,4.

20 avril. — Diminution de la toux. (Matin), température 38°,4. (Soir), pouls 144, température 38°.

21 avril. — (Matin), pouls 120, température 37°. (Soir), pouls 150, température 36°,8.

22 avril. — État général excellent. Suppression complète de la toux.

Obs. XII. — Jean V..., âgé de 11 ans, présente, le 21 avril 1870, une éruption de rougeole, sans aucune complication. — Infusions de feuilles de violette et de bourrache.

23 avril. — L'enfant n'a pas de fièvre, mais il a une toux fréquente. Pouls 79, très-irrégulier.

℞ Julep gommeux	60 gr.
Chloral	» 30 c.
Sirop simple	30 gr.

25 avril. — Diminution notable de la toux, qui cesse complètement le 27 avril et, à partir de ce jour, le malade est considéré comme guéri.

Obs. XIII. — Jeanne-Marie C..., âgée de 10 ans, est atteinte de la rougeole le 4 mai 1870. Chez cette enfant, l'éruption a été précédée de symptômes catarrhaux intenses qui se sont déclarés le 2 mai et ont nécessité, le 3 mai, une médication active. — Tisane de dattes et de jujubes. Julep gommeux avec 20 centigr. de poudre d'ipéca et 10 grammes de sirop de diacode.— Vésicatoire sur la poitrine. — Le 4 mai, jour où l'éruption apparaît, la dyspnée et la toux diminuent. Pouls, 104; température 37°,5. On diminue de 10 centigr. la dose de poudre d'ipéca.

7 mai. — La toux persiste malgré les moyens indiqués ci-dessus. On supprime l'ipéca et on le remplace par le chloral.

℞ Julep gommeux	60 gr.
Chloral	» 50 c.
Sirop simple	30 gr.

9 mai. — La toux a cessé complètement.

Obs. XIV. — Camille B..., âgé de huit ans, est atteint de la rougeole le 3 mai 1870.

4 mai. — L'éruption est générale ; elle s'accompagne d'une bronchite légère et d'un peu de fièvre. Pouls 120, température 38°,5. — Infusions de fleurs de violette et de bourrache.

℞ Julep gommeux	60 gr.
Chloral	» 50 c.
Sirop simple	30 gr.

5 mai. — Pouls 108, température 38°2.

6 mai. — Pouls 100, température 37°. Toux presque nulle.

7 mai. — Pouls 100, température 38°,4.

8 mai. — Pouls 80, température 36°,8. Guérison complète.

Obs. XV. — Marius M..., âgé de cinq ans, présente, le 3 mai 1870, une éruption de rougeole avec une fièvre intense.

(Soir), pouls 156, température 40°.

4 mai, — La fièvre est moins forte qu'hier dans la soirée ; mais l'enfant a une toux sèche et fréquente. Pouls 120, température 37°,7.— Infusions de fleurs de violette et de bourrache.

℞ Julep gommeux	60 gr.
Chloral	» 50 c.
Sirop simple	30 gr.

5 mai. — Pouls 84, température 37°.

6 mai. — Pouls 84, température 36°,5.

7 mai. — Pouls 80, irrégulier, température 35°,8.

8 mai. — Pouls 72, température 36°,5. L'enfant est considéré comme guéri et n'a pas la moindre toux.

Obs. XVI. — Jean-Marie B..., âgé de 5 ans, atteint d'une hémiplégie droite, présente, le 5 mai 1870, une éruption de rougeole. — Comme cette observation se trouve ailleurs, nous dirons seulement ici que cet enfant prenait du chloral depuis le 11 avril 1870 ; d'abord 50 centigr, ensuite 75, enfin 1 gramme depuis le 2 mai et qu'il avait un peu de somnolence dans les deux derniers jours. La rougeole se déclare chez lui sans symptômes catarrhaux, ce que l'on observe avec soin. Pouls 132, température 38°,6.

6 mai. — On diminue la dose de chloral, l'enfant ayant de la somnolence. Pouls 128, température 36°,5.

℞		
℞	Julep gommeux	60 gr.
	Chloral	» 50 c.
	Sirop de capillaire	30 gr.

7 mai. — Pouls 116, température 36°,5.
8 mai. — Pouls 100, température 37°,2.
10 mai — On considère l'enfant comme guéri de la rougeole.

Obs. XVII. — Claude M..., âgé de dix ans, présente une éruption de rougeole, le 9 juin 1871, accompagnée d'une bronchite légère. — Infusions de fleurs de violette et de bourrache. — L'éruption disparaît le 12 juin; l'enfant n'a pas de fièvre, mais la toux et l'enrouement sont plus accusés que pendant les premiers jours.

℞		
℞	Julep gommeux	60 gr.
	Chloral	» 75 c.
	Sirop de Tolu	30 gr.

13 juin. — La toux a diminué d'une manière sensible.
14 juin. — La toux continue à diminuer.
16 juin. — Le malade ne tousse plus.

Obs. XVIII. — Anne M..., âgée de huit ans, atteinte d'une incontinence d'urine prend, depuis le 15 mai 1871, une pilule de 2 centigr. d'ext. de belladone, tous les soirs, lorsqu'elle contracte la rougeole. L'éruption se déclare, le 11 juin 1871, accompagnée d'une toux fréquente et de symptômes fébriles. On cesse l'usage de la belladone.

12 juin. — La toux est intense. A l'auscultation, on entend des râles sibilants, disséminés dans les deux poumons, et des râles sous-crépitants, à la base du poumon droit. Pouls 120. — Infusions de fleurs de violette et de bourrache.

℞		
℞	Julep gommeux	60 gr.
	Chloral	» 50 c.
	Sirop de Tolu	30 gr.

13 juin. — La fièvre est tombée et la toux a plutôt diminué qu'augmenté d'intensité.

14 juin. — La toux est à peu près nulle. On n'entend plus aucun râle à l'auscultation. L'éruption s'est effacée.

19 juin. — On observe, après le repas du matin et celui du

soir, des plaques érythémateuses qui se développent en différents points du corps, tels que : sur les joues, à la paume des mains, à la plante des pieds et disparaissent après une durée d'une heure environ. L'état général de l'enfant est bon. La toux a complètement cessé. On supprime le chloral.

20 juin. — Les plaques érythémateuses se reproduisent après les repas, mais elles ont une durée plus courte et moins d'intensité.

21 juin. — Les plaques érythémateuses font défaut et ne se montrent pas non plus les jours suivants.

Obs. XIX. — Louise V..., âgée de huit ans, contracte la rougeole dont l'éruption se manifeste le 18 juin 1871. Cette enfant, atteinte d'une incontinence d'urine, prend, tous les soirs, depuis le 27 mars 1871, une pilule de 3 centigr. d'ext. de belladone. On supprime ce médicament le 19 juin.

20 juin. — Toux fréquente. Râles muqueux, à la base des deux poumons. Éruption confluente. Pouls 120. — Infusions de fleurs de violette et de bourrache.

♃	Julep gommeux	60 gr.
	Chloral	» 60 c.
	Sirop de Tolu	30 gr.

21 juin. — La toux a augmenté d'intensité et de fréquence ; pourtant à l'auscultation, on ne perçoit que de la rudesse dans la respiration. Il existe, en outre, de la fièvre.

♃	Julep gommeux	60 gr.
	Chloral	» 75 c.
	Sirop de Tolu	30 gr.

22 juin. — Persistance de la fièvre. Pouls 120, mais diminution de la toux.

23 juin. — La toux continue à diminuer, néanmoins, on augmente la dose de chloral. Pouls 106.

♃	Julep gommeux	60 gr.
	Chloral	» 80 c.
	Sirop de Tolu	30 gr.

24 juin. — Desquamation furfuracée au niveau de la face. Toux légère. Pouls 92.

25 juin. — Un quart d'heure après le repas, seulement du

matin, des plaques érythémateuses se développent en divers points du corps, comme dans l'observation précédente. On continue à dessein l'usage du chloral.

26 juin. — Les plaques érythémateuses se montrent, comme la veille, après le repas du matin, mais elles ont une durée plus courte et font défaut à la plante des pieds. La toux est à peu près nulle.

27 juin. — Les plaques ne se reproduisent pas.

28 juin. — On supprime le chloral.

Avant de conclure, nous dirons que dans les divers cas que nous venons de citer la dose de chloral prescrite a toujours été administrée en deux fois, à une heure d'intervalle.

Il ressort nettement de ces faits que le chloral a une action réellement efficace sur la toux de la rougeole. Ainsi, soit que la toux accompagne l'éruption (obs. I, II, III, IV, V, VI, VIII, IX), soit qu'elle persiste après elle (obs. XI), soit qu'elle ait résisté à l'application d'un vésicatoire et à l'ipéca (obs. VII), *elle cède promptement à l'usage du chloral.* L'enfant est-il sous l'influence de ce médicament lorsqu'il contracte la rougeole (obs. X), les symptômes de *catarrhe morbilleux* font complètement défaut. Il n'en est pas de même si l'enfant est sous l'influence de la belladone (obs. XII et XIII), car dans ce cas la toux se manifeste avec intensité, dès le début de l'éruption et ne cesse que par l'administration du chloral.

Relativement à l'éruption cutanée, le chloral n'a aucune action et cette éruption suit sa marche ordinaire chez les malades qui en font usage. Nous pouvons aussi ajouter qu'il n'est pas un préservatif de la rougeole, ainsi que cela ressort d'une de nos observations.

Quant à la température, elle subit un abaissement sensible chez les enfants atteints de rougeole qui font usage du chloral comme l'indique le tableau suivant :

TEMPÉRATURE MOYENNE CHEZ LES ENFANTS ATTEINTS DE ROUGEOLE.

Date de l'éruption.	Enfants non traités par le chloral.	Enfants traités par le chloral.
1er jour	39° 12	38° 78
2me —	38° 55	38° 16
3me —	38° 50	37° 38
4me —	37° 75	37°

Emploi du Chloral contre la coqueluche.

Depuis la communication de M. le docteur Ferrand sur l'emploi du chloral dans la coqueluche, nous avons administré ce médicament à tous les enfants qui se sont présentés à nous atteints de cette maladie, et cela quel que soit leur âge. Dans tous les cas, il a été bien supporté, n'a produit aucun accident, même chez un enfant de huit mois, et la guérison ne s'est pas fait longtemps attendre. Les résultats que nous avons obtenus étant en parfait accord avec ceux de M. Ferrand, nous nous bornons à relater ici les deux observations suivantes :

Obs. XX. — Victor-Emmanuel T....., âgé de cinq ans, est atteint de la coqueluche depuis plusieurs jours lorsque nous sommes appelés à lui donner des soins, et n'a subi encore aucun traitement. Il n'a pas de fièvre, mange avec appétit, mais les quintes de toux, qui sont fréquentes et intenses, occasionnent souvent des vomissements alimentaires.

Le 30 mai 1870, nous lui prescrivons la potion suivante :

℞		
℞	Julep gommeux	60 gr.
	Chloral	0 gr. 50 c.
	Sirop simple	30 gr.

que l'on administre le soir en deux fois, à demi-heure d'intervalle.

Dès le 1er juin, on constate une diminution notable dans l'intensité et le nombre des quintes de toux. Le 4 juin, l'enfant ne tousse presque plus. On continue néanmoins l'usage du chloral, et à partir du 8 juin la toux cesse complètement, pour ne plus revenir, car pendant longtemps encore nous observons cet enfant.

Obs. XXI. — Élise R..., âgée de cinq ans, contracte la coqueluche au mois d'avril 1870 ; chez elle les accès de toux sont surtout intenses la nuit et après chaque repas.

Nous lui prescrivons un mélange, dans lequel entre la belladone, l'ipéca et le café, et nous recommandons de lui donner un peu de kirsch après chaque repas. Cette médication reste sans effet. Nous conseillons alors le sirop de Désessarts, qui nous a réussi plusieurs fois. Au bout de cinq jours, ce sirop n'a pas produit la moindre amélioration : l'enfant perd l'appétit et s'affaiblit ; les parents commencent à être inquiets et craignent une maladie de poitrine. A l'auscultation on ne trouve que quelques râles sibilants disséminés dans les deux poumons. Nous supprimons alors le sirop de Désessarts, et nous ordonnons un sirop, composé de sirop simple et de chloral, dans des proportions telles que chaque cuillerée à soupe contienne 0 gr. 25 de chloral. Nous en faisons prendre une cuillerée matin et soir, c'est-à-dire 50 centig. de chloral par jour. Dès le troisième jour, les quintes de toux sont moins fréquentes, mais l'intensité est toujours la même. Le cinquième jour, l'enfant ne tousse plus que le matin, et le huitième jour elle est complètement guérie de sa coqueluche.

Emploi du Chloral contre la toux nerveuse.

Il survient assez fréquemment chez les enfants une toux, qui a pour caractère d'être plus fréquente la nuit que le jour, et de ne se rattacher à aucune lésion pulmonaire appréciable à l'auscultation. Du reste, elle n'a aucune influence sur la santé générale, et ne s'accompagne ni de fièvre ni de perte d'appétit. Elle ne peut être confondue avec la coqueluche, dont elle diffère par l'absence de quintes avec efforts de vomissements, congestion de la face et bruits striduleux. C'est surtout chez les enfants du sexe féminin qu'on l'observe, et les jeunes filles elles-mêmes y sont sujettes. Cette toux, dont la cause nous échappe, cède, ainsi que le prouvent les observations suivantes, assez promptement à l'usage du chloral.

Obs. XXII. — Marie F..., âgée de 6 ans, d'un tempérament lymphatique, est atteinte d'une toux sans signes stéthoscopiques et dont les caractères sont ceux que nous avons énumérés plus haut.

19 avril 1870.

℞	Julep gommeux....................	60 gr.
	Chloral..........................	0 gr. 30 c.
	Sirop de capillaire..............	30 gr.

La toux diminue dès le 25 avril, et le 29 avril elle cesse, pour ne plus reparaître.

Obs. XXIII. — Rosalie L..., âgée de huit ans, d'un tempérament scrofuleux, a, depuis quelques jours, une toux tellement fréquente la nuit que la personne qui couche auprès d'elle ne peut dormir.

A l'auscultation on ne trouve rien de particulier, soit du côté du cœur, soit du côté des poumons.

26 avril 1870.

℞	Julep gommeux....................	60 gr.
	Chloral..........................	0 gr. 50 c.
	Sirop de capillaire..............	30 gr.

27 avril. — La petite malade a moins toussé cette nuit.

29 avril. — L'enfant n'ayant pas toussé pendant les deux dernières nuits, on supprime le chloral.

2 mai. — La toux est revenue cette nuit. Nouvelle administration de chloral à la dose ci-dessus.

3 mai. — L'enfant a peu toussé la nuit dernière.

4 mai. — La toux paraît diminuer de fréquence chaque nuit. On continue néanmoins avec soin l'usage du chloral jusqu'au 17 mai, jour où on le supprime, l'enfant ne toussant plus depuis le 7 mai. Ajoutons qu'à partir de ce moment la toux n'est pas revenue, car on a eu soin de suivre cette enfant pendant plus d'un mois après la guérison.

Obs. XXIV. — Marie M...., âgée de huit ans, d'un tempérament scrofuleux, a une toux dont les caractères sont ceux que nous avons indiqués.

14 juin 1870.

♃	Julep gommeux....................	60 gr.
	Chloral...........................	0 gr. 50 c.
	Sirop simple......................	30 gr.

17 juin. — La toux a complètement cessé et ne se déclare point de nouveau, malgré la suppression du chloral les jours suivants.

Obs. XXV. — Jeanne D...., âgée de dix-huit ans, d'un tempérament scrofuleux, contracte une toux sèche et fréquente sans l'existence de lésion pulmonaire appréciable à l'auscultation.

8 avril 1870.

♃	Julep gommeux....................	60 gr.
	Chloral...........................	2 gr.
	Sirop de capillaire...............	30 gr.

12 avril. — Persistance de la toux malgré l'usage du chloral, dont on augmente alors la dose.

♃	Julep gommeux....................	60 gr.
	Chloral...........................	3 gr.
	Sirop de capillaire...............	30 gr.

14 avril. — Diminution de la toux qui cesse complètement le 19 avril.

Du Chloral dans les cas de contracture.

Dans le cas de contracture, le chloral administré à l'intérieur, ne nous a pas donné le résultat que nous espérions et qu'a pu obtenir M. Desnos (Société de thérapeutique, séance du 17 décembre 1869). Son action a été peu sensible, et sous son influence la contracture n'a pas cessé, à peine a-t-elle diminué d'une manière digne d'être notée. Depuis lors de nouvelles recherches sur le chloral nous ont appris que ce médicament a un effet sédatif local; aussi pensons-nous que dans le cas de contracture localisée il faut non pas l'administrer à l'intérieur, mais bien l'appliquer directement sur les parties contracturées, au moyen de la méthode endermique. Néanmoins nous publions les deux faits que nous avons observés.

Obs. XXVI. — Jean-Marie B..., âgé de 5 ans, est affecté depuis plusieurs mois de contracture des membres droits, telle que les mouvements du bras et de la jambe en sont considérablement gênés. Dans le début la marche était presque impossible. Cet état de contraction permanente des muscles est tantôt et ordinairement plus prononcé du côté des fléchisseurs, tantôt du côté des extenseurs. Il augmente par l'excitation même légère des nerfs périphériques, par le chatouillement de la peau, par exemple. Lorsqu'on dit au malade de faire des mouvements, il peut les faire, mais lentement, en luttant pour ainsi dire et après une sorte d'oscillation peu marquée, il est vrai, entre les fléchisseurs et les extenseurs. L'énergie de la contraction volontaire est notablement diminuée, presque nulle au membre supérieur, assez considérable à la jambe pour que le malade puisse marcher. La marche est très-lente, pénible, se fait en trébuchant et ne ressemble en rien soit à celle de la paralysie, soit à celle de l'ataxie locomotrice. La sensibilité est conservée. En même temps il existe de l'incontinence d'urine et des matières fécales. Ce petit malade n'a eu ni convulsions, ni rhumatismes. Sa santé est bonne.

Tel est l'état de cet enfant le 13 décembre 1869, jour où il est confié à nos soins. Nous le soumettons à l'usage du brômure de potassium, en commençant par 25 centigrammes. On augmente progressivement et on arrive à la dose de 2 gr. 50 par jour.

Le 28 février 1870, il survient des coliques et de la diarrhée; on cesse alors l'usage du brômure de potassium qui n'a pas produit la moindre amélioration.

Le 21 avril 1870, nous prescrivons 50 centigrammes de chloral dans un julep gommeux; puis, le 28 avril, 0 gr. 75 centig. et le 2 mai 1 gr. A cette dose le chloral détermine un peu de somnolence; mais la contracture n'est pas modifiée. L'enfant prend la rougeole le 5 mai comme l'indique l'observation XVI. On continue le chloral à la dose de 50 cent. pendant la fièvre éruptive qui est des plus bénignes, et dont cet enfant est considéré comme guéri le 10 mai. De telle sorte que chez l'enfant on peut dire que le chloral administré pendant un mois et à une dose assez forte pour déterminer la somnolence, est resté sans effet sur la contracture. Pour compléter cette observation, nous devons ajouter que l'électrisation faite chaque jour a amélioré d'une manière notable les mouvements du bras et de la jambe.

Obs. XXVII. — Louis H..., âgé de 14 ans, est atteint d'une contracture du bras gauche, sur laquelle il ne peut fournir aucun renseignement. L'avant-bras est légèrement fléchi sur le bras; les doigts sont dans la flexion, et lorsqu'on dit au malade de les étendre la flexion augmente. Si l'on cherche à les étendre on éprouve une très-grande résistance, qui cède au moyen préconisé par M. Brown-Séquard, c'est-à-dire à la flexion forcée et douloureuse d'un doigt. La sensibilité est conservée.

Du 15 mai 1869 au 5 février 1870 il est soumis à l'usage du brômure de potassium, dont on augmente progressivement la dose de manière à lui en faire prendre jusqu'à 2 grammes 50 centigrammes par jour. Cette médication ne produit aucun résultat.

Le 11 avril 1870, le malade étant dans le même état, malgré

les divers moyens employés, nous lui prescrivons 1 gramme de chloral dans un julep gommeux. Le 18 avril, la dose est portée à 1 gr. 50 centigr., et le 25 avril à 2 grammes par jour. Cette dose détermine de la somnolence, mais ne modifie pas sensiblement la contracture. On la continue néanmoins jusqu'au 9 mai. L'enfant ne prend plus alors que 1 gramme 50 centigr. de chloral. La somnolence cesse, et le 16 mai on prescrit de nouveau 2 grammes de chloral. Du 23 mai au 1er juin on continue cette dose, malgré un état de somnolence des plus manifestes, mais la contracture persiste néanmoins, et on peut dire que dans ce cas, comme dans le précédent, le chloral a été sans effet. — Il n'en a pas été de même de l'électricité, qui, employée quelque temps après, a produit une amélioration sensible.

Emploi du Chloral contre la chorée.

Obs. XXVIII. — *Chorée du diaphragme.* — *Hoquet.* — *Emploi du chloral.* — *Insuccès.*

Octavie E., âgée de 15 ans, prend le 4 juillet 1871 un hoquet non bruyant mais continu, et cela sans cause appréciable, si ce n'est que la veille elle avait eu des coliques et de la diarrhée. C'est la première fois qu'elle en est atteinte, et, de plus, elle n'accuse aucun accident nerveux antérieur.

Elle est maigre, un peu chlorotique et névropathique, non réglée, et cependant elle jouit d'une bonne santé. Tout d'abord, nous ne prescrivons aucun traitement, la malade ayant bon appétit et ne présentant pas de fièvre.

6 juillet. — Le hoquet persistant, et la malade accusant des coliques sèches avec une céphalalgie assez intense, nous ordonnons la potion suivante, à prendre en deux fois, à 1 heure d'intervalle :

℞	Julep gommeux	60 gr.
	Chloral hydraté	2 gr.
	Sirop de Tolu	30 gr.

7 juillet. — La céphalalgie et les coliques ont cessé, mais le

hoquet persiste toujours. La potion a déterminé une légère somnolence, dix minutes après la seconde dose.

Nous augmentons la dose de chloral.

℞	Julep gommeux	60 gr.
	Chloral hydraté	3 gr.
	Sirop de Tolu	30 gr.

8 juillet. — La potion a été donnée en 3 fois, de 3 heures à 4 heures 1/2 du soir. A 5 heures, la malade a pris une crise avec mouvements désordonnés et difficile à caractériser. Ce matin, la malade n'accuse aucun malaise. Quoique le hoquet persiste encore, on supprime le chloral à cause de la crise d'hier.

10 juillet. — Le hoquet a cessé cette nuit Ce matin, apparition de deux groupes de vésicules d'herpès, l'un sur la lèvre supérieure, et l'autre sur l'aile du nez, du côté gauche. La malade dit avoir eu pendant toute la journée d'hier une douleur intense à la tempe gauche. Pas de fièvre. Température 37°.

18 juillet. — Le hoquet est revenu depuis hier.

Nous prescrivons de nouveau une potion au chloral :

℞	Julep gommeux	60 gr.
	Chloral hydraté	2 gr.
	Sirop de Tolu	30 gr.

21 juillet. — On a continué la potion au chloral jusqu'à ce jour, mais aujourd'hui, on la supprime, le hoquet n'ayant pas cessé.

23 juillet. — Le hoquet cesse, et à la date du 5 août, il n'est pas revenu.

Cette observation est un exemple d'insuccès du chloral dans une forme particulière de chorée, et à ce titre, elle méritait d'être consignée dans ce mémoire.

Emploi du Chloral contre l'épilepsie.

Obs. XXIX. — *Epilepsie. — Emploi du chloral. — Amélioration.*

Pierre G..., âgé de douze ans, est depuis plusieurs années atteint d'épilepsie, mais dans ces derniers temps, les crises ont augmenté de fréquence au point qu'il en prend plusieurs par jour.

5 mai 1870. — Nous lui prescrivons 0 gr. 50 cent. de chloral par jour.

12 mai. — Il n'a pas eu de crises depuis le 5 mai, et a ressenti seulement quelques malaises comme il en éprouvait lorsque les crises devaient venir. — Même prescription.

16 mai. — Deux crises s'étant déclarées depuis le 12 mai, nous portons la dose de chloral à 0 gr. 75 cent. par jour.

30 juin. — C'est seulement à cette date que l'enfant revient nous voir. Il est resté 18 jours sans prendre de crises, et a continué l'usage du chloral jusqu'à ce jour. — Même prescription.

7 juillet. — L'enfant a eu deux crises depuis le 30 juin. — Même prescription.

21 juillet. — Pas de crises depuis huit jours. A partir de ce moment, il nous est impossible de suivre ce malade.

En résumé, cette observation que nous n'avons pu poursuivre plus longtemps, à notre grand regret, ne peut laisser subsister aucun doute sur l'action du chloral chez cet enfant.

Sous l'influence de ce médicament, les crises ont diminué considérablement de fréquence, toutefois, elles n'ont pas cessé complètement, et il est à craindre que cette amélioration n'ait pas persisté, après la suppression du chloral.

Obs. XXX. — *Epilepsie. — Insuccès du chloral. — Amélioration par le Brômure de potassium.*

Célestin D..., âgé de 9 ans, atteint d'épilepsie, est soumis à l'usage du brômure de potassium depuis le 29 janvier 1870, jusqu'au 4 avril. A partir du 14 mars, il en prend 5 gr. par jour, néanmoins, les crises persistent et se déclarent ainsi qu'il suit ; du 14 mars au 21 mars, 3 crises ; du 21 au 28 mars, 1 crise ; du 28 mars au 4 avril, 3 crises.

4 avril. — Suppression du brômure de potassium, pas de

médicament jusqu'au 14 avril. Dans ce laps de temps, le malade prend deux crises.

11 avril. — Nous lui prescrivons 1 gr. de chloral par jour.

18 avril. — Trois crises depuis le 4 avril. La dose de chloral est portée à 1 gr. 50 centigr. par jour.

25 avril. — Pas de crises depuis le 18 avril. — Même prescription.

2 mai. — Dix crises, dont quatre en un jour, depuis le 25 avril. La dose de chloral est portée à 2 gr. par jour.

9 mai. — Huit crises depuis le 2 mai. Le chloral paraissant augmenter le nombre des crises, nous le supprimons et nous donnons 0,50 centigr. de brômure de potassium par jour.

10 mai. — Six crises depuis le 9 mai. — La dose de brômure de potassium est portée à un gramme par jour.

23 mai. — Pas de crises depuis le 16 mai. — Même prescription.

1er juin. — Sept crises depuis le 23 mai. — La dose de brômure de potassium, est portée à 1 gr. 50 centigr. par jour.

4 juin — Pas de crises depuis le 1er juin. — Même prescription.

8 juin. — Deux crises depuis le 4 juin. — La dose de brômure de potassium est portée à 2 grammes par jour.

11 juin. — Pas de crises depuis le 8 juin. Même prescription.

15 juin. — Deux crises depuis le 11 juin. id.

18 juin. — Pas de crises depuis le 15 juin. id.

22 juin. — Pas de crises depuis le 18 juin. id.

25 juin. — Pas de crises depuis le 22 juin. id.

29 juin. — Une crise depuis le 25 juin. id.

2 juillet. — Une crise depuis le 29 juin. — La dose de brômure de potassium est portée à 2 gr. 50 centigr. par jour.

6 juillet. — Deux crises depuis le 2 juillet. Même prescription.

9 juillet. — Pas de crises depuis le 6 juillet. id.

13 juillet. — Une crise depuis le 9 juillet. id.

16 juillet. — Une crise depuis le 13 juillet. id.

20 juillet. — Une crise depuis le 16 juillet. id.

A partir de ce moment, nous cessons de donner des soins à cet enfant. Néanmoins, cette observation est importante, car non-seulement elle montre l'action du chloral dans l'épilepsie, mais encore elle met en parallèle cette action avec celle du brômure de potassium.

Or, dans ce cas, le chloral qui pendant quelques jours avait paru diminuer le nombre des crises, a eu, en réalité, une action défavorable car, sous son influence, les crises ont augmenté de fréquence. Il n'en a pas été de même du brômure de potassium qui, sans avoir modifié l'intensité des crises, en a diminué le nombre d'une manière remarquable.

Obs. XXXI. — *Epilepsie. — Emploi du brômure de potassium; amélioration — Emploi du chloral; persistance de l'amélioration d'abord, mais ensuite aggravation.*

Marie D..., âgée de treize ans, est atteinte de crises épileptiques depuis l'âge de trois mois. Au début, les crises étaient hebdomadaires; plus tard, elle en prit jusqu'à trois dans la même journée, et, depuis quelque temps, elle a ordinairement une crise par semaine. Malgré cette maladie, l'état général de la jeune fille est bon et son intelligence assez développée. Les dernières crises se sont déclarées le 24 et le 29 juin 1871. Ce même jour, c'est-à-dire le 29 juin, nous lui prescrivons 25 centigr. de brômure de potassium par jour.

Le 6 juillet, l'enfant prend une nouvelle crise; on continue le brômure de potassium, à la même dose.

Le 13 juillet, la petite malade n'a pas eu de crises depuis le 6 juillet, il semble donc que le brômure de potassium ait eu une action favorable.

Désireux de savoir ce que le chloral pourrait produire dans ce cas, nous remplaçons ce jour-là le brômure de potassium par le chloral, à la dose de 50 centigr. par jour et pris en une seule fois.

L'amélioration persiste jusqu'au 28 juillet, jour où la malade reprend une crise, crise qui se renouvelle le 1er août et le 10 août quoiqu'elle n'ait point cessé l'usage du chloral, à la dose ci-dessus.

Nous continuons à observer avec soin cette malade pour compléter son observation, mais déjà nous pouvons dire que dans ce cas l'effet du chloral a été peu favorable, et bien inférieur à celui du brômure de potassium.

Emploi du Chloral pour le traitement de l'épilepsie chez le chien.

Obs. I. — Chien d'arrêt, sous poil blanc, âgé de trois mois; cet animal nous est présenté le 15 avril 1870. Il est atteint d'épilepsie, et les accès se répètent presque toutes les heures. Le 16, on fait avaler, à ce chien, 2 grammes d'hydrate de chloral en solution dans 30 grammes d'eau distillée. Cette dose détermine un peu de ralentissement dans les mouvements de la respiration, le pouls qui, avant l'expérience, était à 100 pulsations, descend à 92; la température animale baisse d'un degré, les pupilles sont normalement dilatées. Le chien paraît éprouver l'envie de dormir, et, trois quarts d'heure après l'administration du chloral, on constate un accès d'épilepsie moins prononcé que ceux qui s'étaient montrés avant l'emploi du chloral.

Le 17, on porte la dose du chloral à 3 grammes, et, cette fois, l'animal s'endort. Le sommeil se prolonge pendant deux heures et demie, et l'on ne constate dans la journée aucun accès épileptique. L'amélioration est donc bien évidente.

Le 18, même traitement que la veille. L'animal s'endort promptement, et comme précédemment on ne constate pas de crises épileptiques. Mais l'on observe que notre malade est atteint de diarrhée; de plus, il a perdu l'appétit.

Le 19, l'inappétence, signalée la veille, nous fait suspendre la médication par le chloral. Néanmoins, dans la journée, on ne constate pas de nouvel accès. Vers le soir, le propriétaire retire son animal des hôpitaux.

Cette observation, qu'une circonstance que nous regrettons a rendue incomplète, montre, cependant, que l'hydrate de chloral peut, sinon faire disparaître les symptômes de l'épilepsie, du moins en enrayer la marche et en diminuer l'intensité.

Obs. II. — Le 13 mai 1870, Mme G... nous présente un chien mâtin, sous poil fauve, âgé de sept mois, et qui, au dire de la propriétaire, prend, six à sept fois par jour, des crises pendant lesquelles il se livre à des mouvements désordonnés. Au moment où l'animal nous est présenté, il paraît abattu, la démarche est nonchalante, les yeux sont à demi voilés, le faciès exprime la tristesse. Tout à coup, l'animal relève la tête, les mâchoires sont agitées par des mouvements convulsifs : bientôt un flot d'écume apparaît entre les commissures des lèvres qui se soulèvent par saccades, les yeux sont démesurément ouverts, de violentes contractions tétaniques se montrent sur les muscles du tronc, l'animal renverse la tête et tombe violemment sur le sol. Tout le corps est alors agité par de violentes convulsions, les yeux pirouettent dans les orbites, la gueule est entr'ouverte et laisse échapper une abondante quantité de salive. En un mot ce chien présente, d'une manière bien manifeste, les symptômes de l'épilepsie.

On administre, par la méthode hypodermique, une solution composée d'hydrate de chloral, 6 grammes, eau distillée, 20 grammes. Cette opération a lieu à neuf heures et demie du matin. A dix heures, l'animal est calme ; il paraît très-abattu, néanmoins, il cherche à se soustraire à l'exploration à laquelle on veut le soumettre. Le pouls qui était à 95 avant l'expérience est à 90 ; les battements du cœur sont forts, mais leur nombre est également diminué ; la température animale est abaissée d'un demi-degré. A dix heures et demie, le sujet paraît plongé dans le sommeil mais le moindre bruit le réveille et la sensibilité persiste. A midi, notre malade est éveillé, toutefois il est encore dans une période d'assoupissement telle qu'il ne se déplace que par l'effet de violentes incitations. Le pouls est à 95, la respiration est normale, les pupilles sont normalement dilatées ; la température animale est toujours abaissée d'un demi-degré.

2 heures. — Cet état de somnolence persiste.

3 heures. — On fait relever l'animal, mais, à peine debout, il prend une crise assez forte qui dure cinq minutes environ.

Le 14 mai, vers six heures et demie du matin, le sujet prend une crise d'épilepsie très-violente pendant laquelle il succombe.

Autopsie. — *Cavité thoracique.* — Le poumon n'offre rien d'anormal. Les cavités du cœur renferment quelques caillots sanguins demi-fluides, noirâtres.

Cavité abdominale. — L'appareil digestif présente des lésions qui varient suivant les régions que l'on examine. L'estomac est complètement vide d'aliments; un mucus jaunâtre et assez abondant, dans lequel nagent quelques brins de paille, recouvre la muqueuse gastrique. La muqueuse, fortement plissée, présente çà et là, au sommet des plis, des taches rougeâtres, résultant sans doute de l'abstinence à laquelle ce chien s'était soumis, lui-même, depuis quelques jours.

Dans le gros intestin, l'on trouve une grande quantité de vers, dont les plus nombreux appartiennent au genre tœnia, et les autres, en moindre quantité, au genre ascaride. L'accumulation de ces parasites est telle, dans certains points, que le calibre de l'intestin est pour ainsi dire obstrué.

En mettant à nu les centres nerveux, on constate que la substance du cerveau présente un pointillé rougeâtre assez bien accusé. On voit que dans ce cas l'épilepsie était liée à l'existence d'une maladie vermineuse de l'intestin, que l'autopsie a mise en évidence et, nous devons le dire, en passant, les accidents épileptiformes sont fréquents chez les jeunes chiens, sur lesquels ils coïncident, le plus souvent, avec la présence de vers intestinaux. En d'autres termes, l'épilepsie idiopatique se montre moins souvent, chez le chien, que l'épilepsie symptômatique.

Ces considérations diminuent sans doute la valeur pratique de la médication par le chloral dans le cas d'épilepsie chez le chien. Sur cet animal un breuvage vermifuge nous semble mieux indiqué que l'emploi du chloral. Dans le cas actuel, le chloral, quoique ayant déterminé ses effets hypnotiques, n'a pu empêcher le retour des crises épileptiques; tout au plus a-t-il pu contribuer à retarder le dénoûment fatal de la maladie vermineuse dont ce chien était atteint.

Obs. III. — Le sujet de cette observation est un chien âgé de huit à dix mois, qui prend cinq à six crises d'épilepsie par jour. On administre par la méthode hypodermique 3 grammes de chloral en solution dans 10 grammes d'eau distillée. Une demi-heure après, l'animal prend une crise assez forte, puis il paraît s'endormir, et le sommeil, ou mieux l'état d'assoupissement dans lequel l'animal se trouve, persiste pendant trois heures.

Le 18, l'animal est surveillé attentivement pendant toute la journée, il prend deux crises très-fortes.

Le 19 au matin, l'animal est trouvé mort dans sa loge.

Autopsie. — En enlevant la peau, on constate que le tissu cellulaire dans le point où l'injection a été pratiquée présente une teinte noirâtre, qu'il est en outre infiltré d'une sérosité bulleuse de même couleur. Rien d'anormal dans les cavités thoracique et abdominale.

Il n'y a pas de vers dans l'intestin. La substance du cerveau présente un pointillé très-remarquable; les plexus choroïdes sont très-fortement injectés. Ce chien a succombé à l'épilepsie idiopatique dont il était atteint, comme l'autopsie l'a démontré, et dans ce cas le chloral, dont les effets ont été bien manisfestes, ne paraît avoir exercé aucune action sur les symptômes de la maladie pour laquelle on l'avait employé.

Obs. IV. — M. L... nous présente, le 15 mai 1870, une chienne âgée de six mois, affectée depuis huit jours d'épilepsie. On ne tarde pas à constater d'une manière bien nette l'existence d'un accès épileptique. Entre deux accès on observe un tremblement des lèvres assez prononcé. Le 16, à huit heures et demie du matin, on injecte dans le tissu cellulaire de la région costale une solution composée d'hydrate de chloral 4 grammes et eau distillée 20 grammes.

9 heures. — Respiration accélérée; le pouls qui était à 110 pendant l'expérience s'est élevé à 120; les oreilles sont chaudes, les muqueuses injectées, la température animale s'est élevée d'un demi-degré, le sujet est debout.

9 heures 1/2. — L'animal est couché sur le côté, la gueule est entr'ouverte et remplie d'une bave écumeuse, le pouls toujours à 120 environ; il est intermittent, les mouvements respiratoires sont accélérés, irréguliers, le tremblement nerveux des lèvres persiste.

10 heures. — L'animal est calme, il est assoupi, le pouls est descendu à 110, la température animale a baissé d'un degré, la respiration est toujours irrégulière et semble laborieuse.

11 heures. — Les oreilles sont froides, la peau, examinée à la face interne des cuisses, se montre décolorée, les muqueuses sont pâles, le pouls est descendu à 90; il est devenu faible, petit, la respiration est lente. Le sujet reste ainsi couché pendant toute la journée; il ne cherche nullement à se déplacer, et refuse obstinément des aliments. On ne constate aucune crise d'épilepsie.

Le 17 au matin, l'animal est trouvé mort dans sa loge; il est placé dans la même position que celle qu'il occupait le soir, quand on a cessé de l'observer; ce qui nous porte à penser que pendant la nuit il n'a été atteint d'aucun accès.

Il serait donc mort insensiblement d'épuisement nerveux par suite des accès nombreux qu'il avait présentés avant de nous être confié. Quoi qu'il en soit, l'autopsie ne montre aucune lésion digne d'être notée, si ce n'est toutefois une assez vive congestion de la substance du cerveau.

Cette observation nous indique que l'hydrate de chloral exerce une certaine influence sur l'épilepsie, puisque le chien qui en fait l'objet présentait avant l'emploi de ce médicament de fréquents accès. Peut-être que si ce médicament eût été employé plus tôt, la marche de la maladie aurait été définitivement enrayée.

Obs. V. — Le 8 mai 1870, M. V... nous présente un petit chien noir, âgé de sept mois, qu'il nous dit être atteint d'épilepsie. Au moment où il nous est présenté, le faciès exprime l'abattement, l'animal ne se déplace que quand il est vivement surexcité. Par les naseaux s'écoule un jetage blanchâtre adhérent, les yeux sont chassieux, la muqueuse buccale est pâle plutôt qu'injectée, le liseré gengival est bien apparent, les parois abdominales sont rétractées, le ventre est levretté, le dos voussé en contre haut, cependant par la palpation on ne détermine pas de douleur bien manifeste. L'auscultation dénote l'existence d'une pneumonie à droite assez circonscrite; le pouls est à 120, la respiration à 30, et l'expiration se fait en deux temps; la température du rectum égale 37° 1/2; l'ensemble de ces symptômes nous indique que nous avons affaire à la maladie du jeune âge, qui, comme on le sait, est souvent compliquée d'épilepsie.

Le 9 au matin, le sujet présente au moment même de la visite, une attaque d'épilepsie des mieux caractérisée. On fait avaler à notre malade 4 grammes d'hydrate de chloral en solution dans 20 grammes d'eau distillée; à peine le liquide est-il arrivé dans l'estomac qu'il se produit un accès d'épilepsie des plus violents; cependant l'animal ne vomit pas.

Une demi-heure après l'ingestion du médicament le pouls est monté à 130, les oreilles sont chaudes, les muqueuses injectées, la température du rectum égale 38°.

Si l'on fait marcher l'animal on constate que les membres se soulèvent péniblement, avec lenteur. Le train postérieur est vacillant, la sensibilité est bien évidente sans être exagérée. Dès que l'animal rentre dans sa loge, il se couche, la tête appuyée sur les membres antérieurs et il reste ainsi dans la même position pendant plus d'une 1/2 heure. Il ne s'endort pas. Une heure après l'ingestion du chloral, il se lève, fait plusieurs fois le tour de sa loge, et se couche de nouveau.

Deux heures après l'administration du chloral on constate un accès d'épilepsie. On fait avaler de nouveau 5 gr. de chloral en solution dans 30 gr. d'eau distillée. Pendant cette opération, un nouvel accès épileptique se produit, et le liquide est rejeté au dehors. A trois reprises différentes, on cherche à faire avaler à cet animal une solution de chloral mais toujours en vain, à chaque tentative, en effet, l'animal est pris de violentes convulsions provoquées sans doute par l'âcreté du liquide.

Pendant cette première journée l'animal a eu 8 attaques d'épilepsie, et l'ingestion du chloral lui a fait une impression si désagréable, que quand on lui présente des aliments qu'il recherchait avant, avec beaucoup d'avidité, du lait par exemple, il cherche à mordre et ne se laisse pas approcher.

Le 10, dans la matinée, l'animal a présenté deux accès d'épilepsie. A dix heures 1/2 on administre par la méthode hypodermique 6 gr. de chloral dissous dans 30 gr. d'eau distillée. Une 1/2 heure après le pouls était à 110, la respiration calme, la marche titubante, bientôt l'animal se couche sur le côté, les paupières se ferment et il s'endort. Toutefois, dès qu'on le touche, il ouvre les yeux, semble contrarié de ce dérangement, et n'essaie pas même de se lever; cet état de somnolence dure jusqu'à 2 heures 1/2 du soir. Aucun accès épileptique ne survient dans la journée, vers le soir, l'animal mange quelques morceaux de viande qu'on lui présente.

Le 11, l'état de l'animal s'est amélioré, il cherche à manger et il a repris sa gaieté, il ne survient qu'un seul accès d'épilepsie.

Le 12, l'amélioration est moins sensible que la veille, l'animal semble abattu, on injecte dans le tissu conjonctif 4 gr. de chloral en dissolution dans 20 gr. d'eau. Pendant l'opération, l'animal s'est vivement agité, une certaine quantité de chloral a été perdue. On observe un état de somnolence assez léger, qui se prolonge pendant deux heures. Vers 4 heures 1/2 du soir, il se produit un accès. Le 13, l'animal est très-gai, l'appétit est bon, pas d'accès.

Le 14, l'amélioration persiste.

Le 15, vers 11 heures du matin, un accès se produit, mais il est moins violent que les précédents.

Le 16, on fait une troisième injection dans le tissu cellulaire sous-cutané avec 4 grammes de chloral en dissolution dans 20 grammes d'eau distillée. L'irritation produite par le liquide injecté paraît vive, car l'animal cherche à mordre la partie où l'injection a été faite. Les effets habituels du chloral ne tardent pas à se produire, l'animal dort pendant plusieurs heures.

On remarque au niveau de l'ouverture pratiquée par la 1re injection une certaine quantité de pus séreux, sanguinolent qui s'écoule en jet quand l'on comprime la région, ce qui démontre que la peau est décollée dans une certaine étendue. Vers le soir, l'animal présente un accès assez violent, pendant lequel l'ouverture précitée s'agrandit, et l'on peut constater ainsi que la peau est décollée sur une étendue de huit à dix centimètres.

Le 17, l'animal est profondément abattu, il conserve obstinément la position décubitale. Pendant la journée on observe deux accès d'épilepsie, les plaies produites par l'injection du chloral donnent écoulement à un pus séreux mal lié, exhalant une odeur infecte.

Le 18, l'abattement de l'animal est tout aussi prononcé que la veille, le chien reste couché pendant toute la journée ; il est fortement constipé, la suppuration fournie par les plaies d'injections est de mauvaise nature.

Le 19, même état, et pendant la nuit du 19 au 20, l'animal succombe.

Autopsie. — Le poumon droit présente quelques lésions de pneumonie à la première période; le cœur n'offre rien d'anormal; l'appareil digestif présente une lésion intéressante. On trouve sur l'iléum une invagination d'une longueur de 7 à 8 centimètres. Les enveloppes intestinales formant le cylindre entrant sont vivement sphacélées, elles se déchirent avec la plus grande facilité, et si l'on essaie de réduire l'invagination, on ne peut y parvenir sans léser profondément l'intestin. L'état des parties invaginées permet de supposer que cet accident remonte à 8 ou 10 jours, au moins, dès lors, il ne nous paraît pas probable qu'on puisse l'attribuer à l'action irritante du chloral.

Cette observation nous enseigne d'une manière bien évidente que l'hydrate de chloral peut modifier la marche de l'épilepsie. On a vu, en effet, que par l'emploi de ce médicament le nombre des accès a diminué, puisque on n'en comptait pas moins de huit en un jour, tandis que, quelques jours après, on en comptait tout au plus deux, quelquefois même une journée se passait sans qu' un seul accès se produisît.

Selon nous, la mort de l'animal doit être attribuée à l'invagination que l'autopsie a dévoilée. Cette invagination résulterait-elle de l'action du chloral? Nous ne le pensons pas, et cela pour les motifs indiqués précédemment.

Il est maintenant un détail que nous tenons à relever dans cette observation : c'est l'action irritante que le chloral exerce sur le tissu conjonctif et qui peut devenir, comme on l'a vu, le point de départ de graves accidents : décollements étendus de la peau, suppuration de mauvaise nature, et, finalement, épuisement de l'animal. — Donc quand on se propose d'employer ce médicament par la méthode hypodermique, il ne faut l'employer qu'en solution étendue afin d'éviter les accidents que nous venons de signaler, accidents qui, dans le cas actuel, ont bien pu contribuer à déterminer la mort de l'animal par l'affaiblissement qu'ils ont déterminé.

En résumé, ces cinq observations démontrent ce nous semble que l'hydrate de chloral employé avec ménagement, peut exercer une influence heureuse sur la marche de l'épilepsie, en diminuant la fréquence des accès et leur intensité; mais ce serait mal interpréter notre pensée que de conclure par cela même, que ce médicament peut guérir l'épilepsie au moins chez les animaux. Pour nous, l'hydrate de chloral agit favorablement sur l'épilepsie, mais ne la guérit pas.

---

§ III. — Mode d'administration et doses.

Le mode d'emploi du chloral, en thérapeutique, ne laisse pas que de présenter certaines difficultés, tenant aux propriétés physiques et chimiques de ce composé, notamment à son action sur les alcalis.

Disons tout d'abord que les préparations de chloral ne peuvent contenir des alcalis, en un mot, il y a *incompatibilité* entre les substances alcalines et les préparations de chloral. En raison de leur altérabilité, ces préparations ne peuvent se conserver longtemps ; d'où la nécessité de ne les faire qu'au moment de s'en servir.

Le chloral étant déliquescent, on ne peut le prescrire sous forme de pilules ou en prises ; sa légère causticité empêche de le donner en capsules, et cette objection s'applique aux perles de chloral préconisées par M. Limousin. Ce produit, critiqué déjà par M. Mialhe, ne paraît pas d'ailleurs pouvoir se conserver, car, même à l'abri de la chaleur et de l'humidité, nous avons vu les perles s'altérer. Le chloral qui s'en échappe alors donne une réaction acide, avec le papier de tournesol, et si, comme nous l'avons fait, on le dépose sur une plaie, il détermine les mêmes effets caustiques que le chloral ordinaire.

Pour la même raison, on ne saurait, sans inconvénients l'introduire dans les narines comme on a tenté de le faire chez les aliénés.

En cigarettes, ainsi que l'a conseillé M. Mandl, il ne peut avoir aucune action. M. Richardson a proposé de le dissoudre dans l'éther, et d'en faire usage en inhalation, mais alors c'est l'éther seul qui agit.

On administre le chloral à l'intérieur au moyen d'un véhicule, qui peut être un mucilage de gomme arabique, ou un sirop aromatique, tels que le sirop de tolu et le sirop d'écorces d'oranges amères. M. Liebreich le donne aussi dans du vin, de la bière ou de la limonade. L'eau simple ne masquant pas son goût âcre et amer, constitue, pour ce médicament un mauvais véhicule.

Aux adultes, nous le donnons en potion à la dose de 2 à 3 grammes, et, sous forme de sirop, à la dose de 1 à 2 grammes, aux enfants de quinze ans ; à celle de 25 à 50 centigr. pour ceux de cinq ans, et 15 à 25 centigr. pour ceux de un à cinq ans. On peut aussi, suivant les effets que l'on veut obtenir, donner la même dose en une ou plusieurs fois.

Les préparations dont nous nous servons habituellement, et que nous croyons pouvoir recommander, sont les suivantes :

POTION AU CHLORAL

℞	Mucilage de gomme arabique	60 gr.
	Chloral hydraté	2 à 3 gr.
	Sirop de tolu	30 gr.

SIROP AU CHLORAL

℞	Sirop de tolu	250 gr.
	Chloral hydraté	2 gr. 50 c.
℞	Sirop d'écorces d'oranges amères	250 gr.
	Chloral hydraté	2 gr. 50 c.

Chaque cuillerée à soupe d'un de ces sirops contient 25 centigr. de chloral.

Le chloral peut être pris en lavement, dans certains cas, comme par exemple lorsqu'il existe une lésion organique de l'estomac ou une forte irritation des voies digestives, mais il ne faut pas oublier que, sous cette forme, il détermine une cuisson plus ou moins vive, suivant la dose employée, ce qui peut le faire rejeter par le malade.

La formule pour un lavement est la suivante pour un adulte :

LAVEMENT DE CHLORAL

℞	Eau distillée	125 gr.
	Chloral hydraté	2 à 3 gr.

Les injections sous-cutanées de chloral sont susceptibles de produire l'inflammation du tissu cellulaire, et de déterminer la formation d'abcès ou d'eschares. Toutefois, certains auteurs ont exagéré ces inconvénients qui constituent non point la règle, mais des exceptions. Lorsque la solution n'est pas acide et que l'on a soin de ne pas déchirer le tissu cellulaire, on observe rarement cette complication. L'inflammation légère qui se produit alors, se résout facilement. Aussi, vaut-il mieux, dans quelques cas, au lieu de pousser toute l'injection dans un seul point, faire plusieurs injections. Il ne faut donc pas rejeter cette forme d'administration du chloral, d'autant plus qu'elle a ses applications, et peut même être indispensable dans un grand nombre de cas, tels que, chez quelques aliénés, dans le delirium tremens, le tétanos, etc. Les reproches que nous ferons à cette méthode, sont : la douleur produite par la piqûre du trocart, ce qui la rend inapplicable chez les enfants et même chez certaines femmes, l'hypéresthésie de la région qui persiste plus ou moins longtemps, enfin l'absorption du chloral plus lente par cette voie que par les voies digestives. Nous dirons aussi que la douleur consécutive à l'injection est assez vive. Quant à l'action du chloral, administré sous cette forme, elle est la même que lorsqu'on le prend à l'intérieur, c'est-à-dire générale et non locale, comme on pourrait le croire.

INJECTION HYPODERMIQUE DE CHLORAL

℞ Eau distillée .... 1 gr.
Chloral hydraté.......................... 1 gr.

Nous, recommandons cette formule dont les proportions sont telles que l'injection peut se faire aisément, sans déchirer le tissu cellulaire et sans exposer à l'inflammation. On la répète autant de fois que l'on veut administrer de grammes de chloral.

La *méthode endermique* ainsi que l'*absorption par les plaies*, constituent deux modes nouveaux d'administration du chloral.

Il semble, de prime abord, que la déliquescence du chloral soit un obstacle à l'application de ces méthodes, mais il n'en est rien, car il se conserve dans un flacon bien bouché, avec autant de facilité que la potasse caustique.

Lorsqu'on dépose du chloral sur une plaie produite par une mouche de Milan ou un petit vésicatoire, il se dissout très-rapidement, produit à la surface de la plaie une eschare molle, humide, grisâtre, d'un millimètre au plus d'épaisseur et en même temps une sensation de brûlure assez vive qui dure une ou deux heures. La douleur pour laquelle on a fait usage du chloral diminue immédiatement après et peut même cesser complètement.

Enfin, le lendemain, en enlevant le pansement, on trouve sur la peau environnante une ou plusieurs phlyctènes, produites par le liquide qui s'est écoulé de la plaie.

On observe également des effets généraux. Ainsi, la sensibilité s'émousse sur toute la surface cutanée et principalement sur la conjonctive; nous avons même observé que cette diminution de la sensibilité cutanée, qui survient quinze ou vingt minutes après l'application du chloral, commence par le voisinage de la plaie et y est plus accusée que dans les parties éloignées. Il se produit quelquefois une légère somnolence, mais jamais aucun trouble digestif. On peut, sur la même plaie, renouveler l'application du chloral au bout de vingt-quatre heures; ce temps étant suffisant pour déterminer l'élimination de l'eschare qui pourrait peut-être empêcher l'absorption.

Pour administrer 1 gramme de chloral, et c'est la dose dont nous nous servons habituellement chez les sujets de quinze à vingt ans, il faut que la plaie ait au moins les dimensions d'une pièce de deux francs. Il suffit donc pour cela d'appliquer préalablement une mouche de Milan ou un petit vésicatoire. Quant au pansement, il se fait avec le chloral comme avec le chlorhydrate de morphine. Toutefois, il faut avoir la précaution de placer sur les bords de la plaie un peu de coton ou de charpie, afin de protéger la peau environnante.

On obtient également cette action sédative locale, en déposant du chloral sur les plaies ou dans les trajets fistuleux, ainsi que cela résulte des observations que nous avons consignées dans ce mémoire. Dans ce cas, les effets sont semblables à ceux qui se produisent au moyen de la méthode endermique et que nous venons de décrire.

Nous avons fait usage du chloral sous forme de *pommade* et nous avons constaté que si cette pommade doit être employée contre les affections humides de la peau, telles que l'eczéma, la dose de chloral ne doit pas dépasser 15 ou 20 centigr. pour 30 grammes d'axonge. Alors elle calme le prurit et favorise la guérison de l'affection. A dose plus forte, elle est irritante et fait naître des pustules.

---

§ IV. — Effets thérapeutiques. — Indications et contre-indications.

Au point de vue thérapeutique nous diviserons les effets du chloral en effets locaux et en effets généraux.

Effets locaux.— Les effets locaux ne sont pas connus,

car personne que nous ne sachions du moins, n'a songé avant nous à se servir soit des plaies, soit de la méthode endermique pour faire absorber le chloral. Or, il résulte de nos recherches à ce sujet, qu'administrée de la sorte, cette substance produit non-seulement les mêmes effets, généraux que lorsqu'elle est absorbée par les voies digestives, mais encore elle a une ACTION SÉDATIVE LOCALE nettement déterminée et persistante. Aucune de nos expériences ne nous a laissé le moindre doute sur cette action locale, tellement le résultat était évident. C'est donc là une action nouvelle du chloral que nous avons découverte et que nous croyons avoir démontrée par des faits irréfutables. Ces faits prouvent aussi la supériorité de cette action du chloral ainsi employé sur celle des vésicatoires, du chlorhydrate de morphine et des injections hypodermiques avec le même médicament. Ils nous ont appris que cette action sédative dans les cas de douleur localisée ne peut s'obtenir en faisant prendre le chloral à l'intérieur, car l'on procure alors un sommeil plus ou moins profond; mais au réveil les malades ressentent leurs douleurs avec la même intensité. C'est ce qui est arrivé à Liégeois dans un cas de sciatique et dans un cas de cystite; ses malades ont dormi et les accès n'ont pas été calmés.

Il est facile de concevoir de suite les nombreux services que pourra rendre le chloral ainsi administré, en songeant que de cette façon tout en calmant la douleur locale, il agit encore sur l'économie comme anesthésique, hypnotique et antispasmodique. Déjà, pour notre part, nous en avons retiré les meilleurs résultats dans le cas d'arthrite, suppurée ou non, s'accompagnant de douleurs intenses, ainsi que dans les cas de douleurs localisées, comme on peut s'en convaincre par la lecture de nos observations consignées dans ce mémoire. Chez tous les malades, la douleur a été très-rapidement diminuée ou supprimée, et ceux que la souffrance avait empêché de dormir depuis plusieurs nuits, ont retrouvé le sommeil. C'est assez dire que le chloral en application sur les plaies ou administré par la méthode endermique, peut trouver son emploi dans un grand nombre de cas tels que dans le rhumatisme articulaire, la sciatique, le lumbago, les douleurs névralgiques, les coliques hépatiques et néphrétiques, les plaies douloureuses et surtout dans les cancers ulcérés et inopérables, pour procurer aux malheureux qui en sont atteints, un peu de calme et de sommeil.

Pour obtenir cette action sédative locale au moyen soit des plaies, soit de la méthode endermique, nous n'avons jamais employé plus d'un gramme de chloral par pansement chez les sujets de quinze à vingt ans. Toutefois nous pensons qu'il n'y a aucun inconvénient à élever un peu la dose, et qu'avec 2 grammes on obtiendrait un soulagement plus complet encore, sans exposer les malades de cet âge au moindre danger. D'ailleurs de nouvelles recherches sont nécessaires pour éclairer d'une manière complète ce point intéressant de l'histoire du chloral.

En application locale sous forme de pommade, le chloral ne nous paraît pas appelé à jouer un rôle important dans les affections cutanées. Ainsi, dans les affections humides, son action est bien inférieure à celle des autres pommades; dans les affections sèches, son action est nulle. Enfin il ne nous a donné aucun résultat dans le traitement des affections parasitaires, notamment le favus et l'herpès tonsurant, malgré l'emploi d'une pommade fortement dosée.

Effets généraux. — Les effets généraux du chloral se déduisent assez nettement, soit des recherches qui ont été entreprises au point de vue physiologique, soit des résultats fournis par la clinique. Aussi peut-on lui considérer au point de vue thérapeutique une action anesthésique, hypnotique et antispasmodique.

De ces trois propriétés, la première est la moins accusée. A dose modérée, le chloral produit bien l'anesthésie, mais cette anesthésie est insuffisante pour pouvoir être utilisée en chirurgie. La sensibilité cutanée est en effet diminuée, mais non abolie, au point qu'une épingle enfoncée un peu profondément ou une cautérisation avec de la potasse caustique provoque une douleur assez vive pour être perçue par le malade. La diminution de la sensibilité de la conjonctive qui apparaît la première et se trouve la plus accusée, ne peut néanmoins être utilisée pour les opérations des yeux, attendu que ces opérations se pratiquent sur la cornée dont la sensibilité persiste. M. Liebreich était donc allé trop loin en considérant la propriété anesthésique du choral comme susceptible d'être appliquée aux opérations. En médecine, elle pourrait peut-être convenir dans certains cas d'hyperesthésie ou de prurit sans lésion apparente, comme l'on en observe quelquefois.

L'action hypnotique du chloral en fait un remède précieux et un agent thérapeutique puissant qui est appelé à remplacer l'opium dans un grand nombre de cas. Cette action, mise en évidence par MM. Liebreich et Richardson, a été admise depuis par tous ceux qui se sont occupés du chloral. Aujourd'hui la plupart des chirurgiens utilisent cette propriété hypnotique pour épargner aux opérés et aux blessés les premières douleurs qui suivent le traumatisme, et leur procurer un sommeil calme et réparateur. Ce médicament peut servir en outre à entretenir une légère somnolence qui est de la plus grande utilité dans les suites de certaines opérations, telles que l'ovariotomie, sans pour cela déterminer la céphalalgie, la perte de l'appétit et la constipation, ce qui au contraire est inhérent à l'usage de l'opium à hautes doses. Le chloral a encore une autre propriété qui milite en faveur de son emploi dans les grands traumatismes, c'est sa propriété d'abaisser la température d'un degré environ, car elle peut s'opposer dans une certaine mesure au développement de la fièvre ou tout au moins la modérer. Pour obtenir cet effet du chloral, il faut donner ce médicament à la dose de 2 à 3 grammes aux adultes, de 1 à 2 grammes aux enfants de quinze à vingt ans, et le faire prendre en deux fois à une demi-heure ou une heure d'intervalle. Cette pratique nous a parfaitement réussi chez nos opérés, et si M. Demarquay a vu parfois le médicament être rejeté par le vomissement, c'est qu'il l'a administré immédiatement après l'opération, alors peut-être que les malades étaient encore sous l'influence du chloroforme. Aussi est-il préférable de ne faire prendre le chloral que deux heures après l'opération, lorsqu'on a eu recours à l'anesthésie. Ainsi, au point de vue thérapeutique, le chloral, en raison du sommeil qu'il procure aux malades et de son action sur la température, constitue un médicament qui réalise les meilleures conditions pour le succès des opérations et la guérison des blessés.

Nous ne devons pas non plus oublier que, dans un cas, il a permis de réduire une hernie étranglée, et ce fait mérite d'attirer l'attention des chirurgiens. A Dublin, M. Marc-Madden, comme nous l'avons dit précédemment, s'en sert chez les femmes en couches dans les cas de rigidité du col, pour calmer l'énergie des contractions, et, en procurant le sommeil, donner le temps à la dilatation de s'effectuer. A Edimbourg, M. Lambert ne craint pas d'administrer de fortes doses de chloral pour enlever complètement la conscience des douleurs aux femmes en couches (1). Comme hypnotique, le chloral est indiqué dans tous les cas d'insomnie quelle qu'en soit la cause, et à ce titre, déjà, il a trouvé de nombreuses applications chez les aliénés.

L'action antispasmodique du chloral est incontestable et c'est elle qui a fait employer ce médicament dans une foule de cas.

Cette action est surtout évidente dans la coqueluche où elle donne les meilleurs résultats, comme l'a constaté le premier M. Ferrand. Nous l'avons expérimenté également dans cette maladie, et les faits que nous avons observés et consignés dans ce mémoire sont des plus concluants. Aucun des moyens préconisés jusqu'à ce jour ne nous a donné une aussi prompte guérison et des effets aussi constants. Nous ne sommes donc pas éloignés de considérer le chloral comme le spécifique de cette maladie. On le donne à la dose de 10 à 15 centigrammes chez les enfants de moins d'un an, de 15 à 25 centigrammes aux enfants de 1 à 5 ans, de 25, 50, et 75 centigrammes aux enfants de 5 à 10 ans. Cette dose est prise en 2 fois, soit le matin et le soir, soit avant ou après les repas.

Le chloral a une action non moins efficace, suivant nous, dans la rougeole, et notre opinion repose

---

(1) *Lyon Médical*, n° 16, 1871.

sur 13 observations que nous avons consignées ici. Il combat avec succès la toux férine qui complique presque toujours cette fièvre éruptive, et qui, non seulement précède l'éruption cutanée, mais encore l'accompagne et souvent persiste longtemps après elle. Il abaisse la température qui est toujours très-élevée les premiers jours, et atteint ordinairement 40°. Il diminue ainsi l'état fébrile, et en cela, il parait être indiqué dans d'autres fièvres éruptives, dans la scarlatine, par exemple.

Il nous a donné également de bons résultats dans la toux nerveuse que l'on observe chez les jeunes filles, toux qui ne coïncide avec aucune lésion pulmonaire, et a pour caractère particulier de se manifester sous forme de quintes, revenant surtout la nuit. Dans quatre cas, l'action du chloral administré aux doses indiquées pour la coqueluche, et pris le soir en se couchant, en une seule fois ou en deux fois, à une demi-heure d'intervalle, n'a pas été douteuse.

Il est peut-être un peu prématuré de se prononcer sur l'action du chloral dans la chorée et l'épilepsie, cependant, en tenant compte des faits connus et de ceux qu'il nous a été donné d'observer, nous sommes conduits à admettre avec M. Pidoux que ce médicament n'est nullement anti-choréique, et nous pouvons ajouter ni anti-épileptique : il peut modifier ces maladies dans quelques cas, mais il ne les guérit jamais, comme le brômure de potassium. Dans les cas de contracture, il est également impuissant ainsi que cela résulte des deux faits que nous avons observés.

Il n'en est plus de même dans le délire nerveux traumatique et dans le delirium tremens où il se montre remède souverain sans qu'on soit obligé de recourir à une dose élevée. On commence d'abord par 2 grammes, et si le délire n'a pas cessé au bout d'une heure, on donne un autre gramme. On peut aller dans ces cas jusqu'à 4 grammes, sans danger aucun.

Nous ne pouvons encore dire si, dans les coliques hépatiques et néphrétiques il est préférable de donner le chloral à l'intérieur, ou de l'administrer par la méthode endermique, ainsi que nous l'avons conseillé. Peut-être, aussi, dans la *carie dentaire*, devra-t-on le déposer de préférence dans la dent malade, et le soulagement qui en résultera sera-t-il plus prompt et plus durable.

On a beaucoup discuté à la Société de chirurgie, pour savoir si le chloral guérit ou non le tétanos et l'éclampsie puerpérale. Or, il résulte de cette discussion qu'il donne d'excellents résultats dans ces deux maladies, et que par ses propriétés, il est antagoniste des actions réflexes.

Contre-indications. — Les contre-indications du chloral se tirent de sa légère causticité qui peut du reste être corrigée comme nous l'avons dit. En tous cas, il est bon d'éviter de le donner à l'intérieur, soit qu'il existe une irritation des voies digestives, ou bien une lésion organique du tube intestinal. On pourrait ainsi augmenter l'irritation, et arriver même à produire des hématémèses. — Pour la même raison, la laryngite est une contre-indication à l'emploi du chloral. Quelques auteurs considèrent aussi les maladies du cœur et du cerveau comme des contre-indications de ce médicament, mais leurs craintes ne paraissaient pas fondées, car une dose hypnotique de chloral n'agit pas directement sur le cœur et ne produit pas non plus la stase sanguine dans les vaisseaux du cerveau.

§ V. — Antidotes de l'Hydrate de Chloral.

Au mois de février 1870, M. Liebreich a fait connaître, à l'Académie des sciences, le résultat de diverses expériences, tendant à démontrer que le nitrate de strychnine peut être considéré comme un antidote du chloral et du chloroforme. Le docteur Olafield a annoncé, d'après M. Liebreich, que la strychnine est bien l'antidote du chloral, mais que celui-ci — chose singulière — n'est pas le contre-poison de la strychnine. Quelque temps après, le docteur Arnould s'est livré à des expériences analogues sur des lapins ; nous allons en donner le résumé :

« Ire Exp.... 2 centigr. de nitrate de strychnine tuent un lapin de 2 kilogr, en 18 minutes.

« IIe Exp... Un lapin de 2,200 grammes reçoit 3 grammes de chloral d'abord, plus tard, un quatrième gramme est injecté ; au bout de neuf heures le lapin est sorti de son sommeil.

« IIIe Exp... Lapin de 2,300 grammes, 4 grammes de chloral, sommeil profond; 2 centigr. de nitrate de strychnine; mort au bout de cinq heures sans convulsions. C'est le chloral qui l'a tué.

« IVe Exp... Lapin de 2,500 grammes, 2 centigr. de strychnine, convulsions violentes ; — 4 grammes de chloral ; les convulsions disparaissent et font place à un sommeil profond.

« Ve Exp... Lapin de 2,100 grammes; 4 grammes de chloral et sommeil ; — 2 centigr. de strychnine et convulsions au bout de deux heures ; la strychnine tue le lapin.

« VIe Exp... Lapin de 2,400 grammes, presque simultanément strychnine et chloral ; en trois minutes, mort par l'alcaloïde de la noix vomique. »

De ces expériences, M. Arnould conclut que le chloral suspend momentanément l'action de la strychnine et que celle-ci n'influence nullement le chloral. On le voit, ces résultats sont diamétralement opposés à ceux obtenus par M. Liebreich. Afin de savoir à quoi nous en tenir sur ce sujet, nous avons fait les expériences suivantes.

Ire Exp. — A une chienne boule-dogue, âgée de dix mois, et du poids de 11 kilogrammes, on injecte dans le tissu cellulaire 2 centigrammes de chlorhydrate de strychnine. Au bout de huit minutes, l'animal est pris d'un violent accès tétanique, qui détermine la mort, 12 minutes après l'administration du poison.

Rappelons maintenant que 4 grammes d'hydrate de chloral amènent le sommeil chez un chien ayant à peu près la même taille, le même âge, et le même poids que le sujet de l'expérience précédente. Cette remarque nous paraît nécessaire pour bien comprendre les résultats des expériences suivantes.

IIe Exp. — Chienne épagneule, âgée de deux ans ; du poids de 8 kilogrammes. Injection, dans le tissu cellulaire sous-cutané, de 2 centigr. de chlorhydrate de strychnine dissous dans 5 grammes d'eau alcoolisée.

Au bout de dix minutes, violent accès tétanique. A ce moment on injecte, dans le tissu cellulaire, 4 grammes d'hydrate de chloral, en solution dans 8 grammes d'eau distillée. Cette opération détermine de violentes convulsions ; la respiration devient bruyante, saccadée. Au bout de vingt minutes, c'est-à-dire lorsque l'absorption du chloral est dans toute son intensité, la marche des symptômes de l'empoisonnement, par la strychnine, ne paraît pas ralentie ; les accès se succèdent à de courts intervalles, leur durée se prolonge de plus en plus ; pour les provoquer, il suffit de toucher l'animal. La mort survient au milieu de violentes convulsions, quarante minutes après l'injection de la strychnine et vingt-cinq minutes après celle du chloral. Il est bien évident que cette chienne est morte empoisonnée par la strychnine.

IIIe Exp. — A une chienne épagneule, âgée de quatre ans environ, du poids de 7 kilogr., on administre, par la méthode hypodermique, 3 grammes d'hydrate de chloral, un quart d'heure après, l'animal est endormi. On attend encore quelques minutes et, à 10 heures 54 minutes, c'est-à-dire demi-heure après l'administration du chloral, on injecte dans le tissu cellulaire 2 centigr. de chlorhydrate de strychnine. En pratiquant cete opération on peut s'assurer, une fois de plus, que la sensibilité persiste pendant le sommeil produit par le chloral.

11 heures. — Déjà la sensibilité est exaltée, en pinçant les pattes de notre sujet, on provoque de violentes contractions des muscles des membres. L'absorption de la strychnine commence.

11 heures 2 min. — Premier accès tétanique. Puis les accès se répètent en quelque sorte de minute en minute, le moindre attouchement sur les pattes les provoque.

Pendant l'intervalle des accès, la respiration est courte, saccadée, bruyante, on compte 120 mouvements respiratoires dans une minute.

11 heures 17 min. — L'animal est calme, les paupières sont à demi-rapprochées, les oreilles tombantes. Toutefois, la gueule est entr'ouverte, la langue est pendante et la respiration toujours très-accélérée ; en outre, le bruit que l'on fait en frappant les mains l'une contre l'autre, provoque un accès convulsif. Non-seulement l'animal n'est pas endormi, mais encore il est sous le coup d'une violente excitation produite par l'alcaloïde de la noix vomique.

Vers 11 heures 30 min., il survient un accès plus intense que les précédents et l'animal meurt à 11 heures 37 min., c'est-à-dire 43 minutes après l'injection du chlorhydrate de strychnine.

IVe Exp. — Chien de berger, âgé de quatre ans, du poids de 17 kilogr. Injection de 8 grammes de chloral dans le tissu cellulaire et, immédiatement après, on fait une autre injection avec 4 centigrammes de chlorhydrate de strychnine. La première de ces opérations a lieu à 10 heures 14 min., la deuxième, à 10 heures 18 min.

10 heures 30 min. — La tête est abaissée entre les pattes antérieures et légèrement inclinée sur le côté droit, l'animal est toujours debout, la sensibilité est conservée, elle ne paraît, quant à présent, n'avoir subi aucun changement.

10 heures 32 min. — La sensibilité est manifestement exaltée, le moindre attouchement sur le dos provoque des contractions dans le train postérieur ; l'absorption de la strychnine commence.

10 heures 38 min. — Premier accès tétanique, qui se traduit par les symptômes suivants : l'animal se met à courir, mais à peine a-t-il fait quelques pas qu'il tombe en avant, tout d'une pièce, les quatre membres écartés et tendus, la tête allongée sur l'encolure, la gueule entr'ouverte, les oreilles dressées, tous les muscles du tronc sont énergiquement contractés, les côtes sont immobiles et forment, sous la peau, des reliefs très-accusés. La respiration est ainsi suspendue pendant quelques secondes, puis elle recommence ; elle est d'abord très-accélérée, bruyante ; peu à peu, elle se régularise.

Toutefois, dès qu'on touche l'animal ou bien quand on agite la chaîne fixée à son collier, on voit survenir un nouvel accès.

10 heures 44 min. — Le chien cherche à se relever et les efforts auxquels il se livre, provoquent un accès plus intense que les précédents.

10 heures 47 min. — On place le chien debout sur ses pattes, et il se maintient dans cette position ; la respiration est très-accélérée, les yeux sont à demi-fermés, la sensibilité est moins exaltée que précédemment, le bruit de la chaîne ne provoque plus d'accès, mais au moindre attouchement l'animal saute tout d'une pièce.

10 heures 53 min. — Deuxième accès tétanique, qui dure pendant plusieurs minutes.

11 heures. — On essaie de remettre l'animal sur ses pattes ; les tentatives auxquelles on se livre provoquent un nouvel accès et la mort survient, au milieu de violentes convulsions, à 11 heures 12, c'est-à-dire 54 minutes après l'injection de la strychnine.

Ces expériences offrent diverses particularités qu'il importe tout d'abord de noter :

1°. 2 centigrammes de chlorhydrate de strychnine tuent, en un quart d'heure, un chien de petite taille et du poids de 11 kilogrammes.

2°. 4 grammes de chloral, administrés à un chien de petite taille, provoquent un sommeil d'une durée de trois ou quatre heures.

3° Quand on injecte successivement dans le tissu cellulaire

d'un chien de petite taille 2 centigrammes de chlorhydrate de strychnine et 8 grammes de chloral, il meurt après 54 minutes.

L'hydrate de chloral retarde donc la marche de l'empoisonnement par la noix vomique, mais, comme on l'a vu, il ne s'oppose pas à la terminaison fatale que l'on cherche à conjurer quand on emploie un antidote. C'est assez dire que, pour nous, ce médicament ne peut être considéré comme l'antidote pratique de la strychnine; en d'autres termes, étant donné chez un chien un empoisonnement bien manifeste par la strychnine le chloral serait *impuissant à le combattre*.

Si la quantité de strychnine absorbée était minime, et l'on pourra en juger par le plus ou moins d'intensité des symptômes tétaniques, il nous paraît probable que le chloral administré alors, produirait de bons effets. Mais quand la *dose est toxique* , quand, en un mot, il y a *empoisonnement* véritable, le chloral n'empêche pas la mort de survenir, et cela, même quand on l'emploie à dose très-élevée.

Pour nous, l'hydrate de chloral et la strychnine s'influencent réciproquement, toutefois, l'action de l'alcaloïde de la noix vomique, est plus accusée que celle du chloral, c'est-à-dire que si un animal est endormi par l'hydrate de chloral, il pourra être réveillé par la strychnine dont les effets domineront, tandis qu'un sujet soumis à l'action de ce poison résistera à l'influence du chloral.

En résumé, les résultats de nos expériences concordent avec ceux de M. Liebreich.

L'hydrate de chloral a été considéré aussi, comme l'antidote de la fève de Calabar. Ainsi, le docteur Bennett a fait quelques expériences sur des lapins, qui tendraient à démontrer que le chloral peut être utilement employé dans l'empoisonnement par la fève de Calabar.

Un lapin auquel on administre trois quarts de grain de fève de Calabar, meurt au bout de six minutes dans de violentes convulsions. — Sur un deuxième lapin on administre, en même temps que la quantité précitée de fève de Calabar, quinze grains de chloral et la mort ne survient que deux heures cinquante-trois minutes après l'administration du chloral, de plus, elle a lieu sans convulsions. — Dans une troisième expérience analogue à la précédente, la mort a eu lieu également sans convulsions, mais après une heure trois quarts. — Enfin, dans une quatrième expérience l'animal revint à lui et guérit (1). »

De notre côté, nous avons fait quelques expériences que nous allons faire connaître. — Nous avons au préalable préparé une teinture de fève de Calabar dont chaque centimètre cube renfermait un centigramme de poudre, ou mieux de farine de fève de Calabar, et une solution de chloral, dont chaque centimètre cube contenait un décigramme de chloral. Comme sujets d'expérience nous avons employé cinq petits lapins, provenant de la même portée, âgés d'un mois, du poids de 300 à 320 grammes. Nous avons toujours injecté ce médicament dans le tissu cellulaire de la région costale.

Exp. I. — Lapin nº 1.

11 heures 55 minutes. — Injection de 1 centimètre cube de teinture de Calabar.

12 heures 4 minutes. — Le lapin ne peut plus marcher, les membres sont écartés en abduction extrême, le décubitus a lieu sur le sternum, la pupille est resserrée.

12 heures 14 minutes. — La pupille est très-contractée, pas

(1) *Gazette hebdomadaire*, numéro du 22 juillet 1870.

de mouvements convulsifs, pas de contractions tétaniques, respiration accélérée.

12 heures 28 minutes. — On injecte de nouveau 1 centimètre cube de teinture de fève de Calabar.

12 heures 30 minutes. — Respiration stertoreuse, très-accélérée. Quoiqu'on l'excite vivement, le lapin ne se déplace pas, il reste obstinément en décubitus sternal.

12 heures 37 minutes. — Troisième injection de teinture de fève de Calabar. Cette fois, on injecte 2 centimètres cubes, ce qui porte la dose totale à 4 centigrammes.

12 heures 40 minutes. — La respiration devient très-accélérée, les mouvements des côtes sont très-bornés, en un mot, la respiration est abdominale. Pupilles très-contractées.

12 heures 50 minutes. — Quelques convulsions se montrent dans les muscles du tronc et l'animal meurt treize minutes après la troisième injection de teinture de fève de Calabar.

Exp. II. — Lapin n° 2. —

12 heures 5 minutes. — Injection d'un décigramme de chloral.

12 heures 10 minutes. — Le lapin est assoupi, les paupières se ferment.

12 heures 12 minutes. — L'animal est endormi, mais la sensibilité persiste. Le sommeil se prolonge jusqu'à cinq heures et demie du soir. Pendant toute sa durée, la sensibilité est conservée.

Exp. III. — Lapin n° 3. —

12 heures 55 minutes. — Injection de 4 centimètres cubes de teinture de fève de Calabar, soit 4 centigrammes de poudre.

1 heure. — Injection de 2 décigrammes d'hydrate de chloral.

1 heure 5. — Pupilles resserrées, tremblements généraux. Ptyalisme. Respiration stertoreuse, on compte 61 mouvements respiratoires, dans une minute. La sensibilité est notablement diminuée, néanmoins les yeux sont légèrement ouverts; l'animal est en décubitus sternal, le bout du nez appuie sur la table, mais la tête n'est point tombante, et il est évident que le lapin ne dort pas.

1 heure 10 minutes. — L'animal meurt sans convulsions, un quart d'heure après l'injection de fève de Calabar.

En présence de ces résultats on pourrait se demander, si une dose plus élevée d'hydrate de chloral ne prolongerait pas la vie. Afin d'être fixé sur ce point, nous avons fait l'expérience suivante :

Exp. IV. — Lapin n° 4. —

1 heure 20 minutes. — Injection de 4 cent. cubes de teinture de fève de Calabar, soit 4 centigrammes. — Le lapin ne paraît pas incommodé par l'opération.

1 heure 25 minutes. — Injection de 3 décigrammes d'hydrate de chloral. Immédiatement après cette opération, l'animal ne cherche plus à courir, il est comme cloué sur la table ; peu à peu, il se laisse aller sur le côté, la tête est inclinée et tombante, les membres sont flasques, il y a un commencement de résolution musculaire.

1 heure 30 minutes. — Quand on essaye de mettre l'animal sur ses pattes, il retombe sur le côté comme une masse inerte. La respiration est tellement acccélérée qu'on ne peut compter les mouvements respiratoires, les yeux sont largement ouverts et la pupille est contractée.

1 heure 33 minutes. — La respiration est courte, saccadée. — On parvient à compter le nombre des mouvements respiratoires, il s'élève à 72 dans une minute.

1 heure 38 minutes. — La respiration est à 58. Par intervalles, on remarque quelques contractions des muscles du tronc. Ptyalisme. Sensibilité émoussée. Toutefois, le lapin ne dort pas, les yeux sont largement ouverts.

1 heure 39 minutes. — La mort survient sans convulsions, 19 minutes après l'injection de teinture de fève de Calabar.

En analysant ces expériences, on reconnait que 4 centigrammes de poudre de fève de Calabar tuent après treize minutes un petit lapin du poids de 300 grammes, la mort étant accompagnée de mouvements convulsifs, et qu'un décigramme d'hydrate de chloral fait dormir un lapin semblable au précédent, pendant 5 heures, sans qu'il y ait, toutefois, abolition de la sensibilité.

2° Que 4 centigrammes de fève de Calabar, et

2 décigrammes d'hydrate de chloral administrés presque simultanément à un petit lapin du même poids que les précédents, déterminent la mort après 15 minutes et sans convulsions.

3° Que 4 centigrammes de fève de Calabar et 3 décigrammes d'hydrate de chloral déterminent la mort après 19 minutes.

Mais il était permis de se demander si cette dose de 3 décigrammes d'hydrate de chloral ne serait pas toxique pour un lapin aussi jeune que nos sujets d'expériences, c'est-à-dire un lapin âgé d'un mois et du poids de 300 grammes. Pour savoir à quoi nous en tenir, nous avons fait l'expérience suivante :

Exp. V. — Lapin n° 5, ayant exactement le même poids que le précédent, soit 300 grammes.

1 heure 48 minutes. — Injection de 3 décigrammes d'hydrate de chloral.

1 heure 56 minutes. — Le lapin est endormi. — Respiration à 35. — Sensibilité conservée.

2 heures 1 minute. — Sensibilité abolie. — On peut inciser profondément les oreilles, couper une phalange unguéale sans que l'animal paraisse éprouver la moindre douleur.

2 heures 1 minute. — Respiration à 23. —

2 heures 18 minutes. — Mort de l'animal ; 30 minutes après l'injection de chloral.

En comparant entr'elles ces diverses expériences, on est amené à conclure : 1° Que l'hydrate de chloral et la fève de Calabar s'influencent réciproquement.

2° Que l'action de l'hydrate de chloral, — contrairement à ce qui arrive dans l'empoisonnement par la noix vomique, — domine celle de la fève de Calabar. Néanmoins l'hydrate de chloral s'est montré impuissant contre l'empoisonnement par cette substance. — Ce n'est pas, au point de vue pratique, l'antidote de la fève de Calabar.

CONCLUSIONS.

Si nous jetons un coup d'œil sur les diverses parties de notre Mémoire, nous trouvons différents points qu'il nous paraît important de relever, et que nous allons exposer sous forme de conclusions.

1° Pour préparer de l'hydrate de chloral dont la pureté ne laisse rien à désirer pour les besoins de la médecine, il faut employer le procédé Dumas.

2° Les dissidences qui ont été signalées entre les auteurs au sujet de l'effet de l'hydrate de chloral paraissent tenir à l'emploi d'un chloral impur.

3° L'hydrate de chloral doit être exempt d'alcoolate de chloral et d'acétal.

4° Ses effets physiologiques sur les animaux et l'homme sont de deux sortes : *locaux* et *généraux*. Les premiers consistent dans une vive irritation, qui, dans le tissu cellulaire, peut aller, quand la solution est concentrée, jusqu'à l'escharification. Administré par la bouche, il peut, en irritant l'estomac, déterminer le vomissement. Les seconds comprennent une action *hypnotique* et *anesthésique* suivant les doses.

5° *A petite dose*, l'hydrate de chloral détermine de la somnolence. La sensibilité n'est point exaltée. Ce n'est pas un hyperesthésique comme on l'a dit.

A dose moyenne, il produit le sommeil. La sensibilité est diminuée, mais non abolie.

A dose élevée, il devient anesthésique ; mais alors la vie du sujet est compromise.

6° L'hydrate de chloral amène promptement la résolution musculaire. Sous ce rapport c'est un des agents les plus actifs que l'on connaisse.

7° Il exerce sur le cœur une action très-prononcée. Sous son influence, le nombre des battements cardiaques diminue notablement; il en est de même des mouvements respiratoires.

8° Chez les animaux endormis par l'hydrate de chloral, on observe parfois que la respiration est laborieuse et comme gênée.

9° Pendant le sommeil la température animale s'abaisse d'un degré et demi à deux degrés.

10° L'hydrate de chloral détermine ses effets en agissant d'abord sur le cerveau et la moëlle épinière, et finalement sur le cœur.

11° Au début de son action, il congestionne les vaisseaux; plus tard, la circulation se ralentit et la sédation se produit.

12° Quand la mort survient, elle résulte de l'action paralysante de ce composé sur les ganglions du cœur.

13° L'autopsie nous montre dans les cavités du cœur anormalement distendues, des caillots noirâtres demi-fluides.

14° La question de savoir si le chloral se transforme en chloroforme dans l'économie, ou bien s'il agit comme chloral lui-même, a été vivement discutée.

15° Elle ne peut être élucidée que par l'analyse chimique.

16° Or, nos recherches démontrent : 1° que le sang d'un chien soumis à l'action du chloral renferme une *minime quantité* de chloroforme; 2° qu'il ne contient pas de chloral; 3° que le sang d'un chien soumis à des inhalations chloroformiques jusqu'à ce que l'anesthésie s'ensuive, ne renferme également qu'une faible proportion de chloroforme.

17° Le chloral se transforme donc en chloroforme dans l'économie ; il est décomposé molécule à molécule au fur et à mesure de sa pénétration dans le sang par les alcalis que ce liquide renferme.

18° Le chloroforme qui se dégage du chloral au sein de la masse du sang est à l'*état naissant*. Sous cet état ses propriétés physiologiques, de même que ses affinités chimiques, sont exaltées.

19° Bon nombre de faits cliniques militent en faveur de cette manière de voir.

20° Les différences signalées entre l'action du chloral et celle du chloroforme nous paraissent devoir se rattacher au mode de pénétration de ce dernier composé dans le sang.

21° Le mode d'action du chloral peut être comparé à la chloroformisation la plus lente qu'on puisse imaginer, comme l'a dit M. Liebreich.

22° Le chloroforme qui a pris naissance dans le sang est ultérieurement décomposé en formiate de soude et en chlorure de sodium qu'on trouve dans l'urine, et qui sont les produits d'élimination du chloral.

23° Les effets thérapeutiques du chloral sont *locaux* et *généraux*.

24° Les effets locaux découverts et démontrés par nous sont constitués par une action sédative locale.

25° Cette action sédative s'obtient en faisant absorber le chloral soit par les plaies, soit par la méthode endermique.

26° Elle est persistante et capable de supprimer les douleurs ayant pour siége les parties sur lesquelles le chloral est appliqué.

27° Elle est supérieure à celle du chlorhydrate de morphine, des vésicatoires, etc.

28° Aussi l'hydrate de chloral est-il indiqué dans tous les cas de douleurs localisées, et en particulier dans les cas de plaies douloureuses et de cancers ulcérés inopérables.

29° En application locale, sous forme de pommade, le chloral n'a aucune action sur les affections cutanées, et en particulier sur le favus et l'herpès tonsurant.

30° Relativement à ses effets généraux, le chloral a une action anesthésique, hypnotique et antispasmodique.

31° A dose modérée, l'action anesthésique ne peut être utilisée en chirurgie ni en médecine ; à peine convient-elle dans les cas d'hyperesthésie cutanée et de prurit sans lésion appréciable

32° L'action hypnotique du chloral en fait un médicament puissant.

33° Il doit à ce titre être administré aux blessés, aux opérés et dans tous les cas d'insomnie.

34° L'action antispasmodique est incontestable et trouve son indication dans la *coqueluche*, la *toux* de la *rougeole*, la *toux nerveuse*, le *délire traumatique*, le *delirium tremens*, le *tétanos* et l'*éclampsie*.

35° Cette action produit des effets incertains dans la *chorée*, l'*épilepsie*, la *contracture*, la *rage*, la *hernie étranglée* et les *accouchements*.

36° Les maladies du cœur et du cerveau ne sont pas des contre-indications à l'emploi du chloral (à faible dose).

37° La laryngite, la phthisie, l'irritation des voies digestives, une lésion organique du tube intestinal constituent les contre-indications de l'usage du chloral par les voies digestives.

38° Le chloral est hypnotique à dose modérée lorsque la dose est administrée en une seule fois, tandis qu'il a simplement des effets calmants si cette dose est prise dans le courant de la journée.

39° On appelle dose modérée 2 à 3 grammes pour l'adulte; 1 à 2 grammes pour les sujets de quinze à vingt ans; 0 gr. 50 à 1 gramme pour les enfants de cinq ans et 0 gr. 15 à 0 gr. 25 pour ceux d'un an.

40° Le chloral retarde le moment de la mort dans l'empoisonnement par la strychnine.

41° Mais il ne saurait être considéré comme l'antidote de ce poison dans le sens pratique qu'il convient d'attacher à ce mot.

42° Les animaux endormis par le chloral sont réveillés et tués par la strychnine. Ceux qui sont en proie aux accès tétaniques déterminés par la noix vomique ne s'endorment pas, même quand on emploie une dose très-élevée de chloral, et succombent

43° Nous nous croyons donc autorisés à conclure, d'après nos expériences, que le chlorhydrate de strychnine peut être utilement employé en thérapeutique pour combattre les effets produits par une dose élevée de chloral.

44° L'hydrate de chloral et la fève de Calabar s'influencent mutuellement d'une manière bien manifeste.

45° Les lapins soumis à l'action simultanée de ces deux médicaments meurent sans convulsions, contrairement à ce qui arrive quand on emploie la fève de Calabar seule.

46° Dans l'empoisonnement par la fève de Calabar, la mort est retardée par l'emploi du chloral.

TABLE DES MATIÈRES

Imp. JEVAIN & BOURGEON, rue Mercière, 92, Lyon.

www.ingramcontent.com/pod-product-compliance
Ingram Content Group UK Ltd.
Pitfield, Milton Keynes, MK11 3LW, UK
UKHW020226220726
13923UKWH00002B/540